Misganaw Mengesha

Ansätze zur Leukämiediagnose für Entwicklungslabore

Misganaw Mengesha

Ansätze zur Leukämiediagnose für Entwicklungslabore

ScienciaScripts

This book is a translation from the original published under ISBN 978-620-2-02956-8.

Publisher:
Sciencia Scripts
is a trademark of
Dodo Books Indian Ocean Ltd. and OmniScriptum S.R.L publishing group

120 High Road, East Finchley, London, N2 9ED, United Kingdom
Str. Armeneasca 28/1, office 1, Chisinau MD-2012, Republic of Moldova, Europe

ISBN: 978-620-8-20193-7

Inhaltsübersicht

KAPITEL 1. EINFÜHRUNG IN DIE LEUKÄMIE

Die Zahl der Blutzellen (Leukozyten, Erythrozyten und Thrombozyten) bleibt bei normalen Menschen in einem konstanten und vorhersehbaren Bereich. Andererseits müssen diese Zellen voll ausgereift sein, wenn sie in den peripheren Kreislauf gelangen, damit sie die ihnen zugedachten Funktionen erfüllen können. Damit dies geschehen kann, gibt es verschiedene Mechanismen, die die Geschwindigkeit der Produktion, Entwicklung, Reifung, Freisetzung und schließlich auch die Entfernung gealterter Blutzellen aus dem Kreislauf steuern. Dieser normale Prozess wird jedoch aus verschiedenen Gründen gestört, so dass Menschen Opfer verschiedener Blutkrankheiten werden. Leukämie ist eine der verschiedenen Arten von Blutzellen Störungen.

Leukämie ist eine Krankheit, die durch die neoplastische Proliferation von hämatopoetischen (myeloischen und/oder lymphoiden) Zellen verursacht wird. Bei Leukämie kommt es häufig zu einer Reihe von genetischen Veränderungen und nicht nur zu einem einzelnen Ereignis (1). Zu den genetischen Ereignissen, die zur malignen Transformation beitragen, gehören die unangemessene Expression von Onkogenen und der Funktionsverlust von Tumorsuppressorgenen (1). Die Vorläuferzellen, die von den leukämischen Veränderungen betroffen sind, können sich in der lymphoiden Reihe, der myeloischen Linie oder in der pluripotenten Stammzelle befinden, aus der sich schließlich entweder myeloische oder lymphoide Zellen entwickeln. Die myeloische Leukämie kann in einer Zelle mit eingeschränkter Abstammung oder in einer multipotenten Stammzelle entstehen, die sich in Zellen der erythroiden, granulozytären, monozytären und megakaryozytären Abstammung differenzieren kann. Da eine normale Lymphozytenproliferation zu B- und T-Zellen führt, kann eine lymphatische Leukämie aus neoplastischen Vorläufern derselben Abstammungslinie entstehen.

Leukämien lassen sich in akute und chronische Formen sowie in myeloische und lymphoide Abstammungslinien einteilen. Bei den akuten Leukämien handelt es sich um eine heterogene Gruppe von Störungen der pluripotenten Stammzellen, die sich

2

entweder als Störungen des hämatopoetischen Systems [akute myeloische Leukämie (AML)] oder als akute lymphoblastische Leukämie (ALL) des lymphatischen Systems äußern. Die akute Leukämie ist durch einen Reifungsdefekt gekennzeichnet, der zu einem Ungleichgewicht zwischen Proliferation und Reifung führt (1).

Die akute myeloische Leukämie ist eine Erkrankung der myeloischen oder hämatopoetischen Stammzellen. Infolgedessen sind wahrscheinlich alle Zelllinien qualitativ defekt, unabhängig von der tatsächlichen Zellzahl (2). Die WHO definiert AML als klonale Expansion myeloischer Blasten im Knochenmark, Blut oder anderen Geweben (3), und die Klassifikation umfasst vier Subtypen, die jeweils in verschiedene Gruppen unterteilt werden, wie in der AML-Leukämie-Klassifikation beschrieben.

Die akute lymphoblastische Leukämie ist ein Neoplasma, das auf die Mutation von lymphatischen Vorläuferzellen zurückzuführen ist, die entweder im Knochenmark oder im Thymus während eines bestimmten Entwicklungsstadiums entstanden sind (4). Die Klassifizierung der ALL ist weniger sinnvoll als die der AML (2). Morphologische, zytochemische und immunphänotypische Klassifizierungen, die von FAB vorgenommen werden, teilen die ALL in drei Gruppen ein, die als L1, L2 und L3 bezeichnet werden (1, 5, 6).

Die chronische myeloische Leukämie (CML) ist eine myeloproliferative Erkrankung, die durch eine Proliferation von myeloischen Zellen ohne Verlust ihrer Differenzierungsfähigkeit gekennzeichnet ist. Zytogenetische und Isoenzym-Studien haben gezeigt, dass es sich um eine klonale hämatopoetische Stammzellerkrankung handelt, die von einer einzigen Zelle ausgeht (2).

Die chronischen lymphatischen Leukämien (CLL) sind relativ häufige lymphoproliferative Erkrankungen mit mehreren einzigartigen klinischen Erscheinungsbildern. Sie unterscheiden sich von den akuten Leukämien sowohl in Bezug auf die Prognose als auch auf die Therapie (7). Um die verschiedenen Formen der CLL zu verstehen, muss man sich mit den wichtigsten Lymphozyten-Untergruppen vertraut machen.

Die verschiedenen Leukämiearten und ihre Abstammung werden im Labor mit verschiedenen Techniken diagnostiziert. Zu den verschiedenen Methoden gehören die klassische Blutzellmorphologie und zytochemische Analyse sowie die fortgeschrittene Immunphänotypisierung und zytogenetische Bestimmungen. Daher werden hier die Techniken beschrieben, die für die Identifizierung der verschiedenen Leukämien erforderlich sind, und zwar in Verbindung mit den Arten leukämischer Erkrankungen.

Im Labor ist es wichtig, den Zustand der Blutproben oder der vorbereiteten Abstriche auf jegliche Art von Anomalien zu prüfen, bevor mit der eigentlichen Zählung begonnen wird. Solche Beurteilungen wie das Vorhandensein unreifer Blutzellen, insbesondere der Vorläufer der weißen Zellen wie Blasten, Promyelozyten oder Myelozyten, sind ein Hinweis darauf, dass der Patient leukämisch ist. Zusätzlich zu den Reifungen muss die Anzahl der Blutzellen in jeder Linie ernsthaft berücksichtigt werden. Um den Status der Proben oder der Patienten zu bestätigen, sind daher Vorkenntnisse über die normale Hämatopoese erforderlich, die auch die besonderen Merkmale der einzelnen Entwicklungsstadien umfassen. Aus diesem Grund werden im Folgenden die Reifungsstadien der einzelnen Zelllinien beschrieben, bevor versucht wird, die verschiedenen Kategorien von Leukämien zu identifizieren und zu klassifizieren.

1.1 ENTWICKLUNGSSTADIEN DER BLUTZELLEN

I. Myeloische Serien

Myeloblast Zu den grundlegenden Erkennungsmerkmalen gehört seine Größe mit einem großen Zellkern und einem großen Verhältnis von Zellkern zu Zytoplasma. Der Zellkern hat eine überwiegend violette Farbe, wenn er mit der Wright-Färbung angefärbt wird. Die Chromatine des Kerns sind fein, zart und gleichmäßig gefärbt. In der Regel sind ein, zwei oder drei Nukleoli vorhanden. Das Zytoplasma ist bläulich, nicht körnig und ungleichmäßig gefärbt und kann in der Nähe des Kerns heller erscheinen als in der Peripherie.

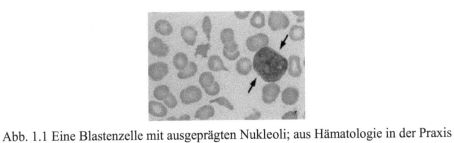

Abb. 1.1 Eine Blastenzelle mit ausgeprägten Nukleoli; aus Hämatologie in der Praxis

Promyelozyt Dies ist die größte Zelle in dieser Reihe. Die Entwicklung von Primärgranula, die Myeloperoxidase, Lysozym, neutrophile Elastase, Defensine, Myeloblastin usw. enthalten(9), unterscheidet den Promyelozyten vom Myeloblasten. Die primären Granula sind azurophil oder dunkelblau und nehmen in diesem Stadium an Zahl zu. Diese Granula erscheinen über dem Zellkern und im Zytoplasma. Der Zellkern ist rund und im Verhältnis zum Zytoplasma groß, aber das Verhältnis von Kern zu Zytoplasma ist geringer als beim Myeloblasten. Andererseits ist das Chromatin gröber. Die Nukleoli werden mit zunehmender Reife der Zelle weniger sichtbar. Das Zytoplasma ist dunkelblau mit einem relativ hellen Bereich in der Nähe des Zellkerns. Ein Promyelozyt wird zu einem Myelozyten mit der Bildung der sekundären spezifischen Granula, zu deren Bestandteilen Lactoferrin, neutrophile Kollagenase, neutrophile Gelatinase, neutrophile Gelatinase-assoziiertes Lipocalin, Transcobalamin usw. gehören.

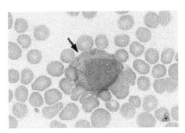

Abb. 1.2 Promyelozyt mit ausgeprägten Granula; aus Hämatologie in der Praxis

Myelozyten: In diesem Stadium kann das Schicksal der Zelllinie anhand der vorhandenen sekundären Granula, der Form und Größe des Zellkerns, des Verhältnisses von Zellkern zu Zytoplasma usw. bestimmt werden. Auf der Grundlage dieser Bedingungen kann die Zelllinie als neutrophil, eosinophil oder basophil klassifiziert werden. Im Allgemeinen ist die Form des Zellkerns bei allen drei Zelltypen (neutrophil, eosinophil und basophil) kreisförmig. Die Granula variieren je nach Zelltyp. Die Neutrophilen haben feine rosafarbene Granula. Einige der auffälligen azurophilen Primärgranula des Promyelozyten sind ebenfalls noch vorhanden. Eosinophile Myelozyten haben wenige dunkelblaue Primärgranula, die für den Promyelozyten charakteristisch sind, vermischt mit den sekundären spezifischen rötlichen Granula der Eosinophilen. Wenn sich die Eosinophilen zu den nächsten Stufen entwickeln, verschwinden die bläulichen Körnchen und die relativ großen kugelförmigen Körnchen mit der Affinität für den Säurefarbstoff Eosin in der Wright-Färbung füllen das Zytoplasma. Basophile haben ungleichmäßig verteilte tief violettblaue bis schwarze Körnchen.

Metamyelozyt - dieses Stadium ist an seiner gewundenen Kernform und den reiferen sekundären Granula zu erkennen. Der Zellkern wird eingedrückt. Diese Einbuchtung ist weniger als halb so breit wie der hypothetische runde Kern. Metamyelozyten sind etwas kleiner als Myelozyten. Wenn die Zelle reift, wird die Kerneinbuchtung deutlicher.

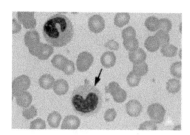

Abb. 1.3 Metamyelozyt (Pfeil): der andere wird zu einer Bandzelle; aus Hämatologie in der Praxis

Bandstadium - die Zelle ist noch kleiner als im vorherigen Stadium. Der Zellkern hat die Form einer Banane oder des Buchstabens C. Die Beschaffenheit der Granula unterscheidet sich nicht von der des Myelozyten oder Metmyelozyten, aber die Reife ist intensiver.

6

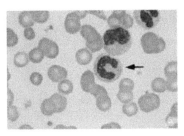

Abb. 1.4 Metamyelozyten (oberhalb der gepfeilten Zelle) und Bandzellen (Pfeil); aus Hämatologie in der Praxis

Segmentiert - dies ist das letzte ausgereifte Stadium der drei Zelllinien, aber es ist allgemein bekannt, dass die Neutrophilen als segmentierte Zellen bezeichnet werden. Obwohl sie bei den Basophilen und Eosinphilen nicht deutlich sichtbar ist, gibt es bei allen drei Zelltypen eine Segmentierung, auch wenn die Anzahl der Läppchen unterschiedlich ist. In einem mit Giemsa oder Wright gefärbten Blutausstrich ist der Zellkern der Neutrophilen dunkelviolett gefärbt und in 3 bis 5 deutliche Lappen unterteilt. Die Lappen sind mit einer dünnen Struktur, dem Filament, verbunden. Das hellrosa Zytoplasma enthält zahlreiche kleine rosa oder spezifische Granula und auch einige primäre azurophile Granula. Die Farbe der Granula ist weder sauer noch basisch, so dass der Begriff Neutrophilie von der Beschaffenheit der Granula stammt, um die Neutralitätseigenschaften zu beschreiben.

Eosinophile sind an ihren großen kugelförmigen Granula zu erkennen, die eine leuchtend rötlich-orange Farbe haben. Die Körnchen sind einheitlich groß und gleichmäßig in der Zelle verteilt. Der Zellkern der Eosinophilen ist in der Regel zweigelappt.

Basophile zeichnen sich durch ihre tief violettblauen bis schwarzen Granula aus, die das Zytoplasma ausfüllen und den Zellkern überlagern. Die Größe der Granula ist variabel und hat die Affinität zu basischen Farbstoffen in Wright-Färbungen. Basophile haben membrangebundene Granula, die Chemikalien wie Heparin, Histamin, wichtige basische Proteine und andere enthalten. Der Ausstoß dieser Chemikalien während der Exozytose führt zu einer leuchtend roten Farbe um das Basophil im gefärbten Ausstrich. Der Zellkern hat eine segmentierte Form und ist aufgrund der großen

7

dunklen Färbegranula unauffällig. Die relative und absolute Zahl der Basophilen im Blut der chronischen myeloischen Leukämie ist erhöht.

II. Monozytäre Abstammung

Monoblast - die Unterscheidung zwischen Monoblast und Myeloblast ist allein aufgrund der Morphologie schwierig und fast unmöglich, es sei denn, es befinden sich reife monozytäre Zellen in der Nähe des Ausstrichs. Ein Monoblast hat einen großen frühen Kern mit einem oder zwei Nukleoli, feines lineares Chromatin mit kleinen Vertiefungen und ein basophiles Zytoplasma ohne Granula.

Promonozyt - Er ist etwas größer als ein Monoblast mit eingedelltem Kern, feinem Chromatin und oft einem Nukleolus. Das Zytoplasma ist basophil, hat einige feine Granula unterschiedlicher Größe und kann zytoplasmatische Vorsprünge aufweisen, die mit der Eigenschaft der Motilität zusammenhängen. Die Identifizierung der frühen mononukleären Zellen basiert auf dem eingedrückten und gefalteten Kern und der Assoziation mit reiferen Monozyten, die stumpfe Pseudopods, feine Granula oder Vakuolen aufweisen.

Monozyten - dies sind die reifen Zellen der monozytären Reihe. Sie haben einen großen Kern, der oft gefaltet oder eingekerbt ist. Das Kernchromatin ist zart. Das große Zytoplasma enthält feine, bläuliche Granula, die dem Zytoplasma ein glasiges Aussehen verleihen. Auch Vakuolen können im Zytoplasma vorhanden sein.

II. Lymphozytäre Serien

Lymphoblasten - Lymphoblasten sind runde oder leicht ovale Zellen, die einen runden Zellkern mit einem oder zwei ausgeprägten Nukleoli haben. Das Verhältnis zwischen Kern und Zytoplasma wird auf 4:1 geschätzt. Die Kernchromatinstränge sind dünn, zart, gleichmäßig gefärbt und tief purpurblau. Das Zytoplasma ist spärlich blau und nicht körnig, hat eine deutliche paranukleäre Zone, die Kerne werden mit zunehmender Reife der Zelle immer kleiner.

Prolymphozyt - diese Zelle ist kleiner als der Lymphoblast und hat weniger ausgeprägte Nukleoli. Das Kern-Zytoplasma-Verhältnis beträgt etwa 3:1. Die

Chromatinstruktur liegt zwischen der Blastenzelle und dem reifen Lymphozytenstadium.

Lymphozyten - morphologisch ausgereifte Lymphozyten sind entweder klein oder großformatig. Die kleinen Lymphozyten haben einen runden Zellkern mit dichtem Chromatin und einen Rand aus blauem, nicht granulärem Zytoplasma. Die Größe des Zellkerns ist im Vergleich zum Zytoplasma mit einem Verhältnis von 4:1 groß, die Farbe des Zytoplasmas variiert von hell- bis dunkelblau. Der Kern des großen Lymphozyten kann im Gegensatz zum Kern des kleinen Lymphozyten vergrößert und leicht eingedrückt sein. Die Ränder der großen Lymphozyten sind häufig durch Erythrozyten eingekerbt, was eine gezackte Form ergibt. Das reichlich vorhandene Zytoplasma ist in verschiedenen Schattierungen hellblau gefärbt und kann einige ungleichmäßig verteilte Granula enthalten, die rötlich-violett sind. Das Vorhandensein von Smudge-Zellen oder zerfallenen Lymphozyten ist ein Merkmal der chronischen lymphozytären Leukämie.

KAPITEL 2. ZIEL

Allgemeine Zielsetzung:

Ziel dieses Buches ist es, das vorhandene wissenschaftliche Wissen über Leukämie und die verschiedenen Diagnosetechniken mit den erforderlichen Materialien, Reagenzien und Verfahren zu vermitteln, die für die Durchführung der Techniken und Methoden im Labor erforderlich sind, einschließlich ihrer Interpretation und der Bedeutung der erzielten Ergebnisse.

Spezifische Ziele:

Identifizierung der neoplasmatischen und reaktiven hämatologischen Störungen:

- Die verschiedenen Leukämiearten verstehen

- Die verschiedenen Techniken der Leukämiediagnose kennen

- Um die verschiedenen Leukämien genau zu identifizieren

- Anwendung von Leukämie-Diagnoseverfahren im Labor vor Ort.

KAPITEL 3. VERFAHREN

Dieses Buch wurde unter Bezugnahme auf verschiedene Hämatologie-Texte, Internetquellen, Bilddatenbanken in der Hämatologie und nach Rücksprache mit Kollegen, die Erfahrungen in einigen höheren Labors in Äthiopien haben, erstellt.

KAPITEL 4. DIAGNOSTISCHE TECHNOLOGIEN

Zu den Labormethoden zur Identifizierung und Klassifizierung von Leukämien gehören morphologische Verfahren, zytochemische Färbungen, Immunphänotypisierung mit Hilfe der Durchflusszytometrie und zytogentische Analysen (molekulare Verfahren). Jede Technik wird im Folgenden kurz erläutert, damit die Zelllinie und die Stadien der Leukämie identifiziert werden können.

4.1 Morphologische Identifizierung

Der morphologische Nachweis unter dem Mikroskop ist die älteste, aber immer noch unschätzbare Methode der Leukämiediagnose im Labor. Bei dieser Methode werden hauptsächlich Giemsa-, May-Grawald-Giemsa- oder Wright-Färbetechniken verwendet. Bei dieser Methode werden die Größe der Zelle und des Zellkerns, das Fehlen oder Vorhandensein von Nukleolen einschließlich ihrer Anzahl und Sichtbarkeit, die Farbe des Zytoplasmas und der Granula, das Verhältnis von Kern zu Zytoplasma, die Form des Zellkerns, das Vorhandensein und die Größe der Granula, der Zustand der Chromatine, das Vorhandensein von Einschlusskörpern wie Auer-Stäbchen und andere relevante Informationen bei der Diagnose von Leukämien unterschiedlicher Art und Herkunft in Betracht gezogen.

4.2 Zytochemische Färbungen

Zytochemische Färbungen liefern Informationen über die Zellabstammung, die über das hinausgehen, was durch morphologische Techniken wie die Romanowsky-Färbung gewonnen wird. Akute Leukämien myeloischen oder lymphoiden Ursprungs können mit zytochemischen Verfahren identifiziert werden. Zytochemische Färbungen werden in der Regel an peripheren Blutfilmen, Knochenmarkaspiraten oder Tastpräparaten aus Knochenmark, Lymphknoten oder anderen Gewebebiopsien durchgeführt. Die besten Ergebnisse werden durch die Verwendung von frisch gewonnenem Material erzielt.

1. **Myeloperoxidase** - Myeloperoxidase ist in fast allen reifen und unreifen myeloischen Zellen reichlich vorhanden. Sie ist in den primären Granula der

Neutrophilen und den sekundären Granula der Eosinophilen enthalten. Monozytäre lysosomale Granula sind schwach positiv. Nicht granulierten Zellen wie Lymphozyten und kernhaltigen Erythrozyten fehlt dieses Enzym, so dass sie die Färbung nicht annehmen. Die Bestandteile der Färbung sind 3-Amino-9-Ethylcarbazol oder 4-Chlor-1-Naphthol, die von der Myeloperoxidase oxidiert werden und in Myeloperoxidase-haltigen Zellen einen braun gefärbten Präzipitat bilden. In Gegenwart von Wasserstoffperoxid setzt die Myeloperoxidase freien Sauerstoff frei, der dann mit 3-Amino-9-ethylcarbazol nachgewiesen werden kann (7).

2. Sudanschwarz B Sudanschwarz B ist auch die Färbung von granulären Bestandteilen in der myeloischen Reihe mit einem Reaktionsprodukt aus schwarzen Granula. Es färbt intrazelluläre Phospholipide und andere Lipide. Das Färbemuster entspricht weitgehend der Myeloperoxidase-Reaktion sowohl in normalen als auch in leukämischen Zellen. Granulozytäre Zellen werden mit Sudanschwarz positiv angefärbt. Charakteristisch ist auch eine schwache monozytäre Anfärbung ohne Anfärbung von Lymphozyten, obwohl eine gewisse Positivität in azurophilen Granula von Lymphoblasten beobachtet werden kann. Sudanschwarz B hat gegenüber Myeloperoxidase den Vorteil, dass es zum Anfärben älterer Blut- oder Knochenmarkausstriche verwendet werden kann und die Färbung im Laufe der Zeit kaum verblasst (11).

Es besteht eine große Ähnlichkeit zwischen MPO und SBB. Dies lässt sich daran erkennen, dass, wenn Neutrophile durch MPO negativ werden, SBB ebenfalls negativ wird. Der einzige bemerkenswerte Unterschied besteht in den eosinophilen Granula, die bei der Färbung mit SBB einen klaren Kern aufweisen. Seltene Fälle (1-2 %) von akuter lymphatischer Leukämie (ALL) zeigen eine nicht granuläre, verschmierte Positivität, die bei der MPO-Färbung nicht zu sehen ist. Basophile sind in der Regel nicht positiv, können aber eine hellrote/violette metachromatische Färbung der Granula aufweisen (12).Der Reagenztyp und die Testmethode sind im Anhang beschrieben.

3. Spezifische (Naphthol als-d Chloracetat) Esterase. Diese Färbung dient der

Identifizierung von Zellen der granulozytären Reihe mit einem hellroten Reaktionsprodukt. Sie ist auf Zellen der neutrophilen Reihe und Mastzellen beschränkt. Zytoplasmatische CAE-Aktivität tritt auf, wenn Myeloblasten zu Promyelozyten heranreifen. Eine Positivität in Myeloblasten ist selten, aber Promyelozyten und Myelozyten färben stark, wobei das Reaktionsprodukt das Zytoplasma ausfüllt. Spätere Zellen färben stark, aber weniger intensiv. Es ist daher als Marker für die zytoplasmatische Reifung bei myeloischen Leukämien nützlich. Bei der akuten promyelozytären Leukämie weisen die Zellen eine starke zytoplasmatische Färbung auf. Die charakteristischen multiplen Auer-Stäbchen färben positiv, oft mit einem hohlen Kern. CAE-positive Auer-Stäbchen sind bei anderen Formen der AML selten, außer in Fällen mit der t(8;21)-Translokation (12).

Während der Färbereaktion hydrolysiert das Esterase-Enzym in der Zelle das Naphthol AS-D Chloracetat-Substrat. Dieses Reaktionsprodukt wird dann an ein Diazosalz gekoppelt, um ein leuchtend rot-rosa Reaktionsprodukt an der Stelle der enzymatischen Aktivität zu bilden. Die Enzymaktivität wird durch die Anwesenheit von Quecksilber, sauren Lösungen, Hitze und Jod gehemmt. Dies kann zu falsch-negativen Färbeergebnissen führen (11) CAE färbt Lymphozyten und Monozyten nicht an. Die Inkubationszeit ist wichtig, da die meisten blutbildenden Zellen bei längerer Inkubation eine verstreute granuläre Färbung aufweisen (12).

4. Unspezifische (alpha-Naphthylbutyrat- oder alpha-Naphthylacetat-) Esterasen
- Dies ist die Färbung von Monozyten, bei der die Mehrheit eine starke Färbung aufweist (>80 %). Wenige Monozyten zeigen eine schwache Reaktion und noch seltener sind negative Monozyten vorhanden. Reife T-Lymphozyten färben mit einem charakteristischen fokalen, punktförmigen Muster. B-Lymphozyten sind negativ. Zellen aus der granulozytären Reihe nehmen die Färbung nicht an. Die Färbung reagiert auch mit Makrophagen, Histiozyten, Megakaryozyten und einigen Karzinomen. Die Alpha-Naphthylbutyrat-Färbung gilt als spezifischer, wenn auch etwas weniger empfindlich als die Alpha-Naphthylacetat-Färbung. Eine unterschiedliche Anfärbung mit den verschiedenen Esterasen ist bei Megakaryoblasten zu beobachten, die sich nicht mit alpha-Naphthylbutyrat, aber mit dem alpha-
14

Naphthylacetat-Substrat anfärben (11) Im Knochenmark färben Monozyten, Monozytenvorläufer und Makrophagen stark an. α-Naphthylbutyrat ist spezifischer für die Identifizierung einer monozytären Komponente bei AML als α-Naphthylacetat (12).

Technisch ist zu beachten, dass das Reaktionsprodukt in Immersionsöl und synthetischen Einbettungsmitteln löslich ist. Sollen die Objektträger wiederholt betrachtet werden, so sollten sie in ein wässriges Einbettungsmittel (z. B. Apathy's gum-arabic mountant oder Glycerin/Gelatine) eingebettet werden. (12). Reagenzien und Methode siehe Anhang.

5. Periodensäure-Schiff (PAS) Diese Färbung beruht auf der Oxidation von Kohlenhydraten durch Periodensäure zu Aldehydprodukten. Reife myeloische Zellen färben sich intensiv rot(7); eosinophile Granula sind jedoch negativ, mit diffuser zytoplasmatischer Positivität, und basophile Zellen können negativ sein, zeigen aber oft große unregelmäßige Blöcke mit positivem Material, das nicht mit den Granula in Verbindung steht (12). Myeloblasten sind in der Regel negativ (7). Monozyten und ihre Vorläufer zeigen eine variable diffuse Positivität mit überlagerten feinen Granula, oft an der Peripherie des Zytoplasmas. Die PAS-Färbung ist hilfreich bei der Abgrenzung der AML von der akuten lymphozytären Leukämie; Lymphoblasten können eine starke blockartige Färbung aufweisen. Von den peripheren Lymphozyten zeigen 10-40 % eine granuläre Positivität mit negativem Hintergrundzytoplasma. Die periodische Säure-Schiff-Färbung weist intrazelluläres Glykogen und neutrale Mucopolysaccharide nach, die in den meisten hämatopoetischen Zellen in unterschiedlichen Mengen vorhanden sind. Erythroleukämien zeigen eine intensive diffuse zytoplasmatische Positivität mit PAS, die bei der Diagnose hilfreich sein kann.

Die Färbung wird zum Nachweis von Eisen in kernhaltigen roten Blutkörperchen (sideroblastisches Eisen) und Histiozyten (retikuloendotheliales Eisen) oder zum Nachweis von Pappenheimer-Körpern in Erythrozyten verwendet. Normalerweise enthalten Erythrozytenvorläufer in 20 bis 50 % der Zellen ein oder mehrere kleine (<1 pm im Durchmesser) blaue Granula. Wenn eine größere Anzahl dieser Körnchen

15

mindestens zwei Drittel des Zellkerns der Erythrozytenvorläuferzelle umgibt, wird die Zelle als Ringsideroblast bezeichnet. Die Färbung eignet sich am besten für Ausstriche von Knochenmarkaspiraten, kann aber auch auf Blutfilmen verwendet werden (11).

Reagenz und Methode siehe Anhang.

6. Leukozytäre alkalische Phosphatase (LAP) - LAP ist ein Enzym, das in den sekundären oder spezifischen Granula der reifenden Neutrophilen vorkommt (6). Die Intensität des Reaktionsprodukts in Neutrophilen variiert von negativ bis stark positiv, wobei grobe Granula das Zytoplasma ausfüllen und den Zellkern überlagern (12). Das Reaktionsprodukt ist blau und körnig. Die LAP wird in erster Linie zur Differenzialdiagnose der chronischen myeloischen Leukämie gegenüber sekundären leukämoiden Reaktionen verwendet. Alkalische Phosphatase-Aktivität findet sich im Zytoplasma von Neutrophilen, Osteoblasten, vaskulären Endothelzellen und einigen Lymphozyten. Infolgedessen sind Knochenmarksmakrophagen positiv. Obwohl die Enzymaktivität als granuläres Reaktionsprodukt im Zytoplasma nachgewiesen wird, ist sie mit einer schlecht charakterisierten intrazytoplasmatischen membranösen Komponente verbunden, die sich von primären oder sekundären Granula unterscheidet. Der Test wird am besten an frischen Kapillarblut-Fingerstick-Abstrichen oder an mit Heparin antikoaguliertem Blut durchgeführt und sollte innerhalb von 48 Stunden nach Entnahme der Probe erfolgen. Der beste Zeitpunkt für die Anfertigung des Blutfilms ist innerhalb von 30 Minuten nach der Entnahme, da die Aktivität der neutrophilen alkalischen Phosphatase (NAP) in EDTA-antikoaguliertem Blut rasch abnimmt. (12) Die Blutausstriche können 2 bis 3 Wochen im Gefrierschrank aufbewahrt werden, ohne dass sie an Aktivität verlieren (11).

Der Gehalt an alkalischer Phosphatase in den neutrophilen Granulozyten des peripheren Blutes wird durch den Leukozyten-Score für alkalische Phosphatase (LAP) quantifiziert und ist ein nützlicher Screening-Test zur Unterscheidung von chronischer myeloischer Leukämie, leukämoiden Reaktionen und anderen myeloproliferativen Erkrankungen. Ein Gesamtscore wird durch Bewertung der Färbeintensität bei 100 aufeinanderfolgenden Neutrophilen ermittelt, wobei jedes Neutrophil auf einer Skala von 14 wie folgt bewertet wird:

0- Negativ, kein Granulat

1 - Gelegentlich im Zytoplasma verstreute Granula

2- Mäßige Anzahl von Granulaten

3- Zahlreiche Körnchen

4- Starke Positivität mit zahlreichen groben Körnchen, die das Zytoplasma bedrängen und häufig den Zellkern überlagern

Die mögliche Gesamtpunktzahl liegt zwischen 0 und 400 pro 100 Zellen. Die gemeldeten Normalbereiche weisen einige Schwankungen auf, die möglicherweise zum Teil auf Unterschiede bei den Bewertungskriterien und der Methodik zurückzuführen sind: 13-160 (Mittelwert 61); 14-100 (Mittelwert 46); 37-98 (Mittelwert 68); 11-134 (Mittelwert 48). Daher sollte für jedes Labor ein Normalbereich festgelegt werden (12).

7. Toluidinblaufärbung Die Toluidinblaufärbung ist für die Auszählung von Basophilen und Mastzellen nützlich. Sie bindet stark an die Granula dieser Zellen und ist besonders nützlich bei pathologischen Zuständen, bei denen die Zellen mit Romanowsky-Färbungen nicht leicht zu identifizieren sind. Bei AML, CML und anderen myeloproliferativen Erkrankungen können die Basophilen dysplastisch und schlecht granuliert sein, ebenso wie die Mastzellen bei einigen Formen der erworbenen Mastozytose.

Die Körnchen von Basophilen und Mastzellen färben sich leuchtend rot/violett und sind diskret und deutlich. Zellkerne sind blau gefärbt, und Zellen mit reichlich RNA können eine Blaufärbung des Zytoplasmas aufweisen. Obwohl Toluidinblau als spezifisch für diese Körnchen gilt, werden die primären Körnchen von Promyelozyten bei einer Inkubationszeit von mehr als 10 Minuten rot/violett gefärbt. Diese sind jedoch kleiner und feiner

4.3 Immunzytochemische Färbungen

Leukämische Zellen verschiedener Typen weisen charakteristische Kern-,

17

Zytoplasma- und Zelloberflächenantigene auf, die als Immunphänotyp der Zelle bezeichnet werden. Die immunphänotypische Identifizierung leukämischer Zellen erfolgt mit markierten Antikörpern, die spezifische Epitope der zellulären Antigene erkennen. Der Antikörpertyp ist in der Regel monoklonal. Die bei diesem Diagnoseverfahren eingesetzte Technik ist die Immunzytochemie oder Durchflusszytometrie. (1).

Immunologisch basierte Methoden weisen einen hohen Grad an Spezifität auf, was genauere Diagnosen ermöglicht. Im Allgemeinen können diese Arten von Färbungen auf Blutausstriche, Knochenmarkaspirate, Zellsuspensionen oder Gewebeschnitte angewendet werden. Nicht alle Antikörperpräparate sind bei allen Arten von Proben gleichermaßen wirksam, und die Färbeverfahren können je nach Probenart variieren (11)

Die Immunphänotypisierung ist für die Diagnose von akuter lymphatischer Leukämie (ALL) der B- oder T-Linie unerlässlich. Das Verfahren ist auch wichtig für die Diagnose der akuten myeloischen Leukämie (AML) M0 und M7 sowie der AML mit frühem erythroiden Phänotyp, einschließlich der biphenotypischen und undifferenzierten Stammzellleukämie (1).

Im Handel ist eine breite Palette von Antikörpern erhältlich, die spezifisch für hämatopoetische zelluläre Antigene sind. Die immunzytochemische Färbung von frischem Blut oder Knochenmark-Zellsuspensionen und die Analyse mittels Durchflusszytometrie werden in klinischen Labors immer häufiger eingesetzt. Das Durchflusszytometer erfasst sowohl Streulichtdaten als auch das Vorhandensein spezifischer fluorochrom-markierter Antikörper, die an die Zelloberfläche gebunden haben. Durch die Verwendung verschiedener Fluorochrome können mit Hilfe unterschiedlicher Anregungswellenlängen mehr als ein Antikörper gleichzeitig auf derselben Zelle untersucht werden (11).

Die Zellmarkeranalyse hilft bei der genauen Diagnose von Lymphomen und Leukämien, bei der Auszählung von T-Zell-Untergruppen und bei der Identifizierung von Tumorzellen. Darüber hinaus ist es dank der jüngsten Fortschritte möglich, intrazytoplasmatische oder nukleäre Antigene wie Myeloperoxidase und TdT durchflusszytometrisch nachzuweisen. In vielen Fällen, insbesondere bei akuten Leukämien, liefert die durchflusszytometrische Analyse einer akuten Leukämie mehr Informationen als die zytochemische Färbung (11). Die Immunphänotypisierung kann an isolierten mononukleären Zellen oder an Vollblutproben unter Verwendung von Lysierlösungen durchgeführt werden. Die Immunphänotypisierung mittels durchflusszytometrischer Methode wird im Anhang beschrieben.

4.4 Zytogenetik und Molekulartechniken

Chromosomen von Zellen in der Metaphase können mikroskopisch mit der zytogenetischen Technik analysiert werden. Giemsa oder andere zytologische Färbemittel (z. B. Fluoreszenz) werden verwendet, um ein Bänderungsmuster der Chromosomen zu entwickeln. Diese Technik wird durch die Fluoreszenz-In-Situ-Hybridisierung (FISH) ergänzt (1).

Viele hämatologische Malignome und prämaligne Erkrankungen sind mit spezifischen zytogenetischen Veränderungen verbunden, die mit Hilfe von Standard-Chromosomenpräparaten und fluoreszenzmarkierten In-situ-Hybridisierungstechniken nachgewiesen werden können. Zu diesen Veränderungen gehören Unterschiede in der Chromosomenzahl, Translokationen und Inversionen von genetischem Material. Diese chromosomalen Veränderungen sind häufig mit der Aktivierung oder verstärkten Transkription von Onkogenen verbunden und können zum Erwerb eines bösartigen Phänotyps beitragen.

Die zytogenetische Analyse ist für die Diagnose hämatologischer Erkrankungen, die Identifizierung spezifischer prognostischer Untergruppen und die Überwachung des Fortschreitens der Krankheit oder der Restkrankheit nach der Therapie von großer Bedeutung und ist ein wesentlicher Bestandteil der aktuellsten Klassifizierung hämatologischer Malignome, wie z. B. der Klassifizierung der Weltgesundheitsorganisation (11).

Neben der morphologischen Standardanalyse und der Zytogenetik wurden Technologien entwickelt, die die Analyse molekularer Veränderungen bei hämatologischen Malignomen wie Leukämie ermöglichen. Die molekulargenetische Analyse kann auf der Analyse von DNA durch Techniken wie die Southern-Blot-Analyse oder die Polymerase-Kettenreaktion (PCR) oder auf der Analyse von RNA durch reverse Transkriptase-PCR (RT-PCR) beruhen. Der Zweck der molekulargenetischen Analyse kann entweder die Feststellung der Klonalität durch den Nachweis von Rearrangements von Immunglobulin- oder T-Zell-Rezeptor (TCR)-Genen bei ALL oder die Identifizierung eines molekularen Rearrangements sein, das für einen bestimmten Typ von AML oder ALL charakteristisch ist.

Mit Hilfe von Southern-Blot- und Polymerase-Kettenreaktionstechniken (PCR) können hämatopoetische Proliferationen auf genetische Veränderungen untersucht werden, die mit der Entwicklung von Malignität einhergehen.

Zu den gängigen molekularen und zytogenetischen Tests gehören die bcr-abl-Translokationen, die bei chronisch-myelogener Leukämie und akuter Leukämie auftreten, bcl-2-Translokationen, die für follikuläre Lymphome charakteristisch sind, und die t(15;17)-Translokation, die mit promyelozytärer Leukämie assoziiert ist. Molekulare Untersuchungen haben gegenüber konventionellen morphologischen und zytogenetischen Analysen den Vorteil, dass sie sehr kleine Populationen bösartiger Zellen aufspüren können (nur 1 bis 5 % der Zellen in einer Probe) und zu einer schnelleren Testdurchführung führen können (insbesondere mit PCR-basierten Tests)(1,11)

Die Probenahme ist für eine genaue zytogenetische Analyse bösartiger Erkrankungen entscheidend. Knochenmark ist die geeignete Probe für die zytologische Diagnose von Leukämie. Wenn das Knochenmark nicht entnommen werden kann, kann Blut verwendet werden, wenn es mehr als 10 % Blasten enthält. Manchmal kann auch eine Kernbiopsie aus dem Knochenmark erfolgreich durchgeführt werden, um die Zellen in Mitose zu untersuchen. Die Probe muss in eine sterile Spritze gegeben werden, die mit konservierungsmittelfreiem Natriumheparin beschichtet ist, um eine Gerinnung zu verhindern, und dann in ein steriles Röhrchen mit konservierungsmittelfreiem Heparin überführt werden. Die Analyse kann auch mit peripherem Blut durchgeführt werden;

in diesem Fall sollten mindestens 10 ml Blut aseptisch in eine sterile, mit Heparin beschichtete Spritze aufgezogen und in ein steriles Röhrchen überführt werden, das ebenfalls Heparin enthält (11).

Für eine ordnungsgemäße zytogenetische Analyse ist eine sofortige Verarbeitung der Proben nach der Entnahme erforderlich, da eine Verzögerung der Verarbeitung die Lebensfähigkeit der Zellen beeinträchtigen kann. Insbesondere die Wahrscheinlichkeit einer erfolgreichen Analyse von Proben der akuten lymphatischen Leukämie (ALL) wird durch Verzögerungen bei der Verarbeitung beeinträchtigt. Auch bei hyperzellulären Proben ist die Wahrscheinlichkeit einer erfolgreichen Untersuchung nach einer Verzögerung der Verarbeitung geringer. Ist eine Verzögerung bei der Verarbeitung von Proben aus dem Knochenmark unvermeidlich, kann die Lebensfähigkeit der Zellen erhalten werden, indem sie bei Raumtemperatur in Kulturmedium aufbewahrt werden. Zytogenetische Proben sollten nicht eingefroren werden.

Häufig verwendete Tests, die in der Zytogenetik und in molekularen Studien über Leukämie beschrieben werden:-

Southern-Blot-Analyse: Mit Hilfe der Southern-Blot-Analyse lassen sich die Kopienzahl, die Organisation und die interne Struktur eines beliebigen Gens bestimmen. Bei dieser Technik werden die Nukleinsäuren auf einem Filter immobilisiert. Kurz gesagt, wird genomische DNA mit hohem Molekulargewicht in der Regel mit einer Reihe von Restriktionsenzymen behandelt, und die resultierenden Verdauungen werden durch Agarosegel-Elektrophorese fraktioniert. Diese Restriktionsfragmente werden im Gel denaturiert und auf ein Filterreplikat übertragen oder geblottet. Das betreffende Gen wird dann durch Hybridisierung mit einer markierten Sonde identifiziert, und seine Struktur wird anhand der Hybridisierungsmuster analysiert (11).

In-situ-Hybridisierung - Wenn die DNA-Sonde biotinyliert ist, können Avidin-konjugierte fluoreszierende Moleküle verwendet werden, um das Hybridisierungssignal in einer Anwendung der Technik zu verstärken, die als fluoreszierende In-situ-Hybridisierung bezeichnet wird. Die Technik der fluoreszierenden In-situ-Hybridisierung ist von unschätzbarem Wert für den Nachweis von Verlusten, Zuwächsen oder Umlagerungen spezifischer chromosomaler Regionen in Tumorzellen. Die vergleichende genomische Hybridisierung ist eine Anpassung der In-situ-Hybridisierung, bei der eine genomweite Analyse durchgeführt wird, um Regionen mit tumorspezifischen Zugewinnen oder Verlusten zu identifizieren. Bei dieser Technik werden Zellpräparationen in der Metaphase mit gleichen Mengen an Probanden- und Referenz-DNA hybridisiert, die mit Farbstoffen markiert sind, die im roten und grünen Wellenlängenbereich fluoreszieren. Regionen, die gleich gut mit Probanden- und Referenz-DNA hybridisieren, erscheinen gelb (rot + grün), während Regionen, die mit unter- oder überrepräsentierter DNA hybridisiert wurden, rot oder grün erscheinen (11).

Polymerase-Kettenreaktion (PCR) - Die PCR ist eine Methode zur Amplifikation von genomischen oder cDNA-Sequenzen. Bei der üblichen Anwendung fungieren zwei Oligonukleotide, die in entgegengesetzte Richtungen ausgerichtet und komplementär zu Sequenzen an beiden Enden der interessierenden Region sind, als Primer für eine DNA-Polymerase. Ein Reaktionsgemisch, das eine DNA-Matrize, Primer und Desoxynukleotidtriphosphate enthält, wird auf eine Temperatur von 94 bis 95 °C erhitzt, um die Trennung der DNA-Stränge zu bewirken, und dann abgekühlt, damit die Oligonukleotide aneinander anknüpfen können. Die Primerverlängerung erfolgt bei hoher Temperatur, in der Regel 72°C, unter Einbeziehung einer hitzestabilen DNA-Polymerase, und diese Reaktionen, die einen vollständigen Zyklus umfassen, werden dann etwa 20 bis 40 Mal wiederholt. Infolge des exponentiellen Charakters werden 2 n Kopien der von den beiden Primern umfassten Sequenz erzeugt, wobei n die Gesamtzahl der durchgeführten Zyklen darstellt. Die Technik ist außerordentlich empfindlich und kann beispielsweise das Vorhandensein einer einzigen bösartigen Zelle unter einer Million normaler Zellen nachweisen (11).

KAPITEL 5. KLASSIFIZIERUNG DER LEUKÄMIE

5.1 LEUKEMIA vs LEUKEMOID rxn

Der Begriff "leukämoide Reaktion" bezieht sich auf ein hämatologisches Bild, das eine Leukämie simuliert, aber tatsächlich reaktiv ist. Eine hohe Anzahl von Leukozyten kann in einigen Fällen mit einer reaktiven Neutrophilie während einer bakteriellen Infektion verbunden sein. Die Neutrophilenzahl ist bei Neugeborenen und sowohl während der Schwangerschaft als auch in der Zeit nach der Geburt erhöht. Neutrophilie wird am häufigsten durch bakterielle Infektionen, Traumata, Operationen und Gewebeverletzungen verursacht. Chronische myeloische Leukämien und myeloproliferative Erkrankungen sind weniger häufige Ursachen für eine Neutrophilie. Bevor eine Probe mit einer über dem Normalwert liegenden Leukozytenzahl als leukämisch eingestuft wird, ist es daher wichtig, die Leukozytose von einer leukämischen Reaktion zu unterscheiden. Nachfolgend finden Sie eine Tabelle zum Vergleich der Veränderungen bei Leukämie-Reaktion und CML. Darüber hinaus wurden einige morphologische Merkmale von Neutrophilen, die bei einer leukämischen Reaktion auftreten, aufgezeigt (13).

Vergleich: Leukämie-Reaktion vs. CML

Parameter	Leukämie-Reaktion	CML
Ph-Chromosom	Negativ	Positiv (ca. 90%)
LAP (NAP)	Erhöhte	Abgeschwächt
WBC	Selten > 50.000	Häufig > 50.000
Unterschiedliche	Polys. Bänder, Metas	Gesamte granulozytäre Serie
Toxische Granulierung	Positiv	Negativ
Basophilie, Eosinophilie	Negativ	Positiv

TABELLE 5.1 Vergleich: Leukämie-Reaktion vs. CML

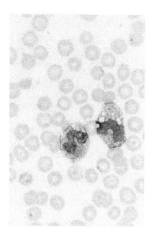

Abb. 5.2 Reaktive Veränderungen der Neutrophilen bei bakterieller Infektion
Peripheres Blutbild bei bakterieller Infektion mit reaktiven Veränderungen der
Neutrophilen - Linksverschiebung, toxische Granulation und Vakuolisierung. Von
diesen Veränderungen ist die zytoplasmatische Vakuolisierung am spezifischsten für
eine bakterielle Infektion.

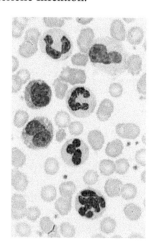 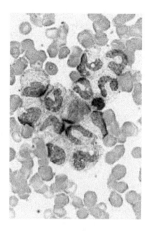

Abb. 5. 3 Leukaemoid-Reaktion bei bakterieller Infektion (A, B)

Blutbild eines Patienten mit bakterieller Infektion, das eine leukämoide Reaktion zeigt.
Dieses Bild zeigt Neuophilie und Monozytose und simuliert eine chronische
myelomonozytäre Leukämie. Es ist ein Makropolyzyt vorhanden. Weitere auffällige
toxische Veränderungen bei bakteriellen Infektionen sind in der Abbildung unter B

(20) zu sehen.

5.2 MYELOISCHE VERSUS LYMPHATISCHE LEUKÄMIE

Leukämien lassen sich grob in myeloische, lymphoide und biphenotypische Leukämien einteilen. Die Leukämie wird auch nach der Art der sich vermehrenden weißen Blutkörperchen eingeteilt, d. h. nach Lymphozyten (Zellen des Immunsystems), Granulozyten (Bakterien zerstörende Zellen) oder Monozyten (Makrophagen bildende Zellen). Handelt es sich bei den abnormen weißen Blutkörperchen hauptsächlich um Granulozyten oder Monozyten, wird die Leukämie als myeloische oder myeloide Leukämie eingestuft. Entstehen die abnormen Blutzellen hingegen aus Lymphozyten des Knochenmarks, spricht man von einer lymphozytären Leukämie. Und wenn die Mehrheit der Zellpopulation sowohl myeloische als auch lymphatische Zellen enthält, kann sie als biphenotipische Leukämie eingestuft werden.

Andere Krebsarten, die so genannten Lymphome, entwickeln sich aus Lymphozyten in den Lymphknoten, der Milz und anderen Organen. Diese Krebsarten haben ihren Ursprung nicht im Knochenmark und zeigen ein anderes biologisches Verhalten als die lymphatische Leukämie (14).

5.3 AKUTE VERSUS CHRONISCHE LEUKÄMIE

Leukämie kann akut oder chronisch, lymphozytär oder myelogen sein. Bei der akuten Leukämie sind die abnormen Blutzellen Blasten, die noch sehr unreif sind und ihre normalen Funktionen nicht erfüllen können. Die Zahl der Blasten nimmt rasch zu, und die Krankheit verschlimmert sich schnell. Es gibt verschiedene Arten von akuten Leukämien. Akute Leukämien unterscheiden sich von chronischen Leukämien dadurch, dass es sich bei den leukämischen Zellen um primitive Zellen oder "Blasten" und nicht um differenzierte Nachkommen handelt.

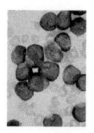

Abb. 5.4 Akute myeloische Leukämie

Bei chronischer Leukämie sind einige Blastenzellen vorhanden, aber im Allgemeinen sind diese Zellen reifer und können einige ihrer normalen Funktionen ausüben. Chronische Leukämie ist ein Zustand, bei dem die Zellen zwar reif aussehen, aber nicht völlig normal sind. Die Zellen leben zu lange und verursachen eine Anhäufung bestimmter Arten von weißen Blutkörperchen. Außerdem nimmt die Zahl der Blasten weniger schnell zu als bei der akuten Leukämie. Die morphologische Identifizierung von Leukämien mit Hilfe des Lichtmikroskops und der allgemein bekannten Färbemittel basiert auf zellulären Merkmalen. Die Art der Leukämie kann akut oder chronisch sein oder zur myeloischen oder lymphoiden Reihe gehören, das Klassifizierungskriterium ist das gleiche. Um ein einigermaßen genaues Ergebnis zu erhalten, sollte man mikroskopisch mindestens 200 Zellen im peripheren Blutausstrich zählen oder 500 Zellen, wenn es sich um Knochenmark handelt (5,10). Nach der WHO-Klassifikation wird die Leukämie als akute Leukämie eingestuft, wenn die Anzahl der Blastenzellen mehr als 20 % beträgt, und als chronische Leukämie, wenn die Anzahl der Blastenzellen weniger als 20 % beträgt (5). Zur genauen Identifizierung unreifer Zellen sollte die morphologische Diagnose durch fortgeschrittene Tests wie zytochemische und immunphänotypische Untersuchungen und/oder, wenn möglich, durch zytogenetische Untersuchungen unterstützt werden.

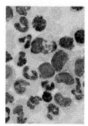

Abb. 5.5 Chronische myeloische Leukämie

KAPITEL 6. DIFFERENTIALDIAGNOSE DER LEUKÄMIE

6.1AKUTE LEUKEMIE

Die derzeitige Diagnose der akuten Leukämie umfasst die traditionelle Morphologie und Zytochemie, ergänzt durch immunphänotypische, zytogenetische und molekularbiologische Analysen. Dieser multiparametrische Ansatz hat die biologische Heterogenität der akuten Leukämien offenbart und die Identifizierung leukämischer Syndrome mit unterschiedlichen klinischen und biologischen Merkmalen ermöglicht. Morphologie und Zytochemie sind von besonderer Bedeutung für die Klassifizierung der akuten myeloischen Leukämie, mit Ausnahme bestimmter Subtypen wie der minimal differenzierten akuten myeloischen Leukämie [AML-M0] oder der akuten megakaryoblastischen Leukämie [AML-M7], die zusätzliche immunphänotypische oder ultrastrukturelle Analysen erfordern. Bei der akuten lymphoblastischen Leukämie [ALL] ist die Immunphänotypisierung für die Diagnose und die Abstammungszuordnung [B- und T-Linie ALL] der leukämischen Blasten unerlässlich. Darüber hinaus ermöglicht sie die Charakterisierung des Reifestadiums und bestimmter Subtypen, z. B. der ALL mit Koexpression myeloischer Antigene [My+ ALL]. Zytogenetische und molekulare Analysen leukämischer Zellen haben wichtige Informationen zum Verständnis der pathogenetischen Mechanismen bei der Leukämogenese beigetragen und zur Definition prognostischer Risikogruppen und zur Entwicklung subtypspezifischer oder risikoadaptierter Therapiestrategien geführt (15).

6.1.1BLUTBEFUNDE BEI AKUTER LEUKÄMIE

Anämie ist ein konstantes Merkmal. Die Lebensdauer der Erythrozyten kann leicht verkürzt sein, aber die Hauptursache der Anämie ist eine unzureichende Produktion von Erythrozyten. Die Retikulozytenzahl liegt normalerweise zwischen 0,5 und 2 %. Die Morphologie der Erythrozyten ist leicht abnormal, da die Größe der Zellen variiert und gelegentlich Poikilozyten auftreten. Es können kernhaltige Erythrozyten oder gesprenkelte Erythrozyten vorhanden sein. Seltener kommt es zu extremen Anomalien von Größe, Form und Hämoglobingehalt der Erythrozyten.

Eine Thrombozytopenie ist fast immer zum Zeitpunkt der Diagnose vorhanden. Der

Mechanismus der Thrombozytopenie ist eine Kombination aus unzureichender Produktion und vermindertem Überleben der Plättchen, und mehr als die Hälfte der Patienten hat zum Zeitpunkt der Diagnose eine Plättchenzahl von weniger als 50.000/mm³. Riesige Platelate und schlecht granulierte Platelate mit funktionellen Anomalien können auftreten. Defekte in der Platelat-Aggregation sind häufig.

Die Gesamtleukozytenzahl liegt bei etwa der Hälfte der Patienten zum Zeitpunkt der Diagnose unter 5 000/mm³. Die absolute Neutrophilenzahl liegt bei über der Hälfte der Patienten zum Zeitpunkt der Diagnose unter 1000/mm³. Patienten mit erhöhter Leukozytenzahl haben einen geringen Anteil an reifen Neutrophilen, können aber eine normale oder leicht erhöhte absolute Neutrophilenzahl aufweisen. Es können hypersegmentierte, hyposegmentierte und hypogranuläre reife Neutrophile vorhanden sein. Zu den zytochemischen Anomalien der neutrophilen Granulozyten im Blut gehören eine niedrige oder fehlende Myeloeroxidase oder eine niedrige alkalische Phosphataseaktivität. Defekte bei der Phagozytose oder der Abtötung von Mikroorganismen sind ebenfalls häufig.

Myeloblasten sind fast immer im Blut vorhanden, aber bei leukopenischen Patienten können sie selten sein. Durch sorgfältige Suche können sie entdeckt werden, oder die Untersuchung eines Leukozytenkonzentrats (Buffy Coat) kann ihre Identifizierung ermöglichen. Die Anzahl der Myeloblasten im Blut kann von sehr selten bis zu 95 % der gesamten Leukozyten reichen. Klassische leukomische Blastenzellen sind agranulär, aber es können auch Mischungen unreifer Zellen auftreten, einschließlich agranulärer und leicht granulärer Zellen bis hin zu offenen Promyelozyten. Auer-Stäbchen sind elliptische zytoplasmatische Einschlüsse von etwa 1,5 Mikrometern Länge und 0,5 Mikrometern Breite, die von azurophilen Granula abstammen. Diese Einschlüsse sind in den Blastenzellen von etwa einem Viertel der Fälle vorhanden, und wenn sie vorhanden sind, findet man sie nur in einem sehr kleinen Prozentsatz der Blastenzellen (16).

6.1.2 DIFFERENZIEREN AML UND ALLE

Bei akuter Leukämie enthält das Knochenmark immer leukämische Blastenzellen. Bis zu 95 % der Knochenmarkzellen sind zum Zeitpunkt der Diagnose oder des Rückfalls Blasten. Myeloblasten lassen sich von Lymphoblasten durch eines von drei pathognomonischen Merkmalen unterscheiden: Reaktivität mit spezifischen histochemischen Färbungen, Auer-Stäbchen in den Zellen oder Reaktivität mit spezifischen monoklonalen Antikörpern gegen Epitope auf Myeloblasten (z. B. CD11, CD 13) (16).

Myeloblasten sind in der Regel größer als die Lymphoblasten der ALL; das Zytoplasma ist reichhaltiger, mit feinen azurophilen Granula und Auer-Stäbchen (abnormale kristallisierte azurophile Granula, insbesondere bei der promyelozytären Leukämie); zartes Kernchromatin mit 1-4 prominenten Nukleoli; häufig dysplastische, reifende myeloische Zellen.

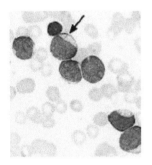 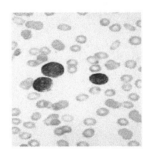

6.1 Akute myeloische Leukämie (A, B): Blutbild bei akuter myeloischer Leukämie (AML) mit sechs Myeloblasten und einem Lymphozyten. Einer der Myeloblasten enthält ein Auer-Stäbchen. Zum Vergleich mit der akuten lymphoblastischen Leukämie siehe Abbildung B.

Leukämische Myeloblasten können auf histochemische Färbungen für Peroxidase, Sudanschwarz B oder Naphthol-AS-D-Chloracetat-Esterase reagieren. Auer-Stäbchen können in etwa einem Viertel der Fälle in den Blastenzellen des Knochenmarks gefunden werden. Der Nachweis von Auer-Stäbchen in Blastenzellen ist diagnostisch für AML, aber die Einschlüsse sind nicht immer in Myeloblasten vorhanden. Andererseits sind Lymphoblasten Sudanschwarz und Myeloperoxidase-negativ und in der Regel auch negativ für unspezifische Esterase (NSE). Die Peridic Acid (PAS)-Färbung ist häufig positiv (16).

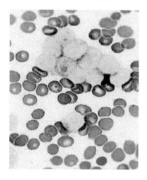

Abb. 6.2 Myeloperoxidase-Färbung bei akuter myeloischer Leukämie

Knochenmarkaspirat bei akuter myeloischer Leukämie M2, gefärbt mit einer Myeloperoxidase-Färbung, die eine feinkörnige Positivität im Ytoplasma der Blastenzellen zeigt. Diese positive Reaktion zeigt, dass die Leukämie myeloisch und nicht lymphoid ist.

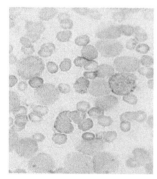

Abb. 6.3 Sudanschwarz-B-Färbung bei akuter myeloischer Leukämie

Mit Sudanschwarz B gefärbtes Knochenmarkaspirat bei akuter myeloischer Leukämie, das eine Granula und Auer-Stäbchen enthaltende Blastenbildung zeigt. Eine Sudanschwarz-Positivität weist eine Leukämie als myeloisch und nicht als lymphoid aus.

Wenn eine Immunphänotypisierung zur Verfügung steht, sind die saure

Phosphatasereaktion und die PAS-Reaktion für die Diagnose der ALL nicht mehr angezeigt. Wenn sowohl die zytochemischen Reaktionen, die auf eine myeloische Differenzierung hinweisen, als auch die Immunphänotypisierung für lymphoide Antigene negativ ausfallen, ist eine Immunphänotypisierung zum Nachweis myeloischer Antigene und damit zur Identifizierung von M0-Fällen erforderlich (18).

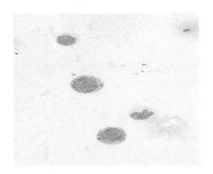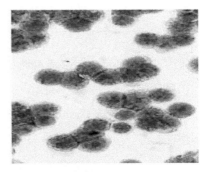

Abb. 6.4 Immunphänotypisierung zeigt CD13-Positivität

Immunphänotypisierung mittels Immunoperoxidase-Technik mit CD13-Positivität in einem Fall von M0 AML. Die Anwendung der FAB-Klassifikation erfordert eine Immunphänotypisierung in allen Fällen, die nicht durch zytologische und zytochemische Merkmale als myeloisch identifiziert werden. Dies ermöglicht eine positive ALL-Diagnose und die endgültige Diagnose von M0- und M7-AML.

Für die Unterscheidung zwischen AML und ALL ist ein hämatologisches Speziallabor erforderlich, das zytochemische Färbungen und Immunphänotypisierungen durchführt. Ein erfahrener Hämatologe ist erforderlich, um über die Präparation von Knochenmarkspfeilen zu berichten und ALL und AML zu klassifizieren (16).

6.1.3 AKUTE MYELOISCHE LEUKÄMIE

Klassifizierung der Weltgesundheitsorganisation (WHO) für AML

Das FAB-Klassifikationssystem ist nützlich und wird immer noch häufig verwendet, um die AML in Subtypen einzuteilen. Viele der oben genannten prognostischen Faktoren werden dabei jedoch nicht berücksichtigt. Die Weltgesundheitsorganisation (WHO) hat ein neueres System vorgeschlagen, das einige dieser Faktoren einbezieht, um eine bessere Klassifizierung von AML-Fällen auf der Grundlage der Aussichten des Patienten zu ermöglichen. Nicht alle Ärzte verwenden dieses neue System.

Das WHO-Klassifikationssystem unterteilt die AML in mehrere große Gruppen:

AML mit bestimmten genetischen Anomalien
- AML mit einer Translokation zwischen den Chromosomen 8 und 21

- AML mit einer Translokation oder Inversion im Chromosom 16

- AML mit Veränderungen im Chromosom 11

- APL (M3), bei der in der Regel eine Translokation zwischen den Chromosomen 15 und 17 vorliegt

AML mit multilinearer Dysplasie (mehr als ein abnormaler myeloischer Zelltyp ist betroffen)

AML im Zusammenhang mit einer früheren Chemotherapie oder Bestrahlung

AML nicht anderweitig spezifiziert (umfasst Fälle von AML, die nicht in eine der oben genannten Gruppen fallen; ähnlich der FAB-Klassifizierung)

- undifferenzierte AML (M0)

- AML mit minimaler Reifung (M1)

- AML mit Reifung (M2)

- akute myelomonozytäre Leukämie (M4)

- akute monozytäre Leukämie (M5)

- akute erythroide Leukämie (M6)

- akute megakaryoblastische Leukämie (M7)

- akute basophile Leukämie

- akute Panmyelose mit Fibrose

- myeloisches Sarkom (auch bekannt als granulozytäres Sarkom oder Chlorom)

Undifferenzierte oder biphenotypische akute Leukämien (Leukämien, die sowohl lymphozytäre als auch myeloische Merkmale aufweisen. Manchmal auch ALL mit myeloischen Markern, AML mit lymphoiden Markern oder gemischte Leukämien genannt) (17).

Die myeloischen Leukämien wurden von der FAB-Gruppe weiter kategorisiert. Die FAB-Klassifizierung basiert auf Morphologie, Zytochemie und in begrenztem Umfang auf dem Immunphänotyp.

Tabelle 6.1 Vereinfachte Zusammenfassung der FAB-Klassifikation der akuten myeloischen Leukämie

M0	AML mit minimalen Anzeichen einer myeloischen Differenzierung
M1	Akute myeloblastische Leukämie ohne Reifung
M2	Akute myeloblastische Leukämie mit Reifung
M3	Akute hypergranuläre promyelozytäre Leukämie und ihre Varianten
M4	Akute myelomonozytäre Leukämie
M5	Akute monozytäre/monoblastische Leukämie
M6	Akute Erythroleukämie
M7	Akute megakaryoblastische Leukämie

Darüber hinaus gibt es einige seltene myeloische Leukämien, die nicht in der FAB-Klassifikation enthalten sind, darunter die Mastzell-Leukämie und die Langerhans-Zell-Leukämie (13).

6.1.3.1 Akute myeloblastische Leukämie mit minimaler Differenzierung (M0 AML)
Morphologie

Diese Untergruppe macht <5% der AMLs bei Erwachsenen aus.

Obwohl dieser Subtyp als minimal differenziert beschrieben wird, gibt es aus morphologischer Sicht wenig bis keine Anzeichen für eine Reifung.

Das Zytoplasma ist in der Regel spärlich und von grauer bis hellblauer Farbe ohne Granula, *und Auer-Stäbchen sind nicht zu sehen.* Das Verhältnis von Kern zu Zytoplasma ist hoch. Der Zellkern ist rund bis oval oder unregelmäßig und meist exzentrisch angeordnet. Das Kernchromatin kann feinkörnig und gleichmäßig verteilt oder leicht verklumpt sein. Ein oder mehrere Nukleoli können sichtbar sein.

Die Differenzierung entlang der myeloischen Linie, die lichtmikroskopisch nachgewiesen werden kann, ist minimal bis gar nicht vorhanden. Allein durch die Morphologie lassen sich die Blasten nicht von denen der Ml-AML, den agranulären Blasten der M2-AML und denen der L2-ALL unterscheiden(19)

Zytochemie

Die Blasten sind negativ auf Myeloperoxidase (MPO), Sudanschwarz B und unspezifische Esterase (NSE).

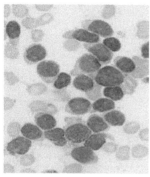

Abb. 6.1 M0 AML Knochenmarkaspirat

Knochenmarkaspirat eines Patienten mit M0 AML mit agranulären Blasten, die in den Färbungen Myeloperoxidase, Sudanschwarz B und Esterase negativ waren

Immunphänotyp

· Marker für Stammzellen und hämatopoetische Vorläuferzellen: CD34+, HLA- DR+ und TdT+

· Marker der myeloischen Abstammung: CD117+, CD13+ und CD33+. Es ist zu beachten, dass die zytochemische Färbung für MPO in der Regel negativ ist, die Immunphänotypisierung jedoch positiv ausfällt (schwache lymphoide Marker positiv) (19).

Streudiagramme des automatischen Blutzellenzählers bei M0 AML

Streudiagramme des automatischen Blutzellenzählers (Hl) bei M0 AML zeigen Blasten, denen es an Peroxidaseaktivität fehlt und die daher im LUC-Bereich (große ungefärbte Zellen) des Peroxidase-Kanal-Streudiagramms erscheinen [grüner Pfeil]. Im Basophilen-/Lobularitätskanal erweitern sie den linken Teil des mononukleären Zellhaufens [blauer Pfeil]. Die restlichen neutrophilen Granulozyten erscheinen als eine vom Blastencluster getrennte Gruppe [roter Pfeil]. Beachten Sie auch das flache

34

Thrombozytenhistogramm, das auf eine reduzierte Thrombozytenzahl hinweist. Zum Vergleich mit Streudiagrammen von Normalwerten, siehe unten (13).

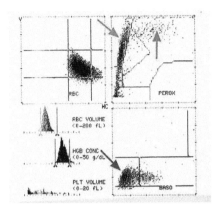 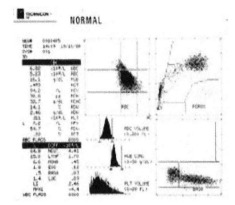

Zytogenetik

Obwohl bisher keine charakteristischen Anomalien festgestellt wurden, sind komplexe Karyotypen und Anomalien der Chromosomen 5, 7 und 11 relativ häufig (19).

Kriterien für die Diagnose einer M0-AML

Blasten 30% der kernhaltigen Zellen im Knochenmark

Blasten 30% der nicht-erythroiden Zellen im Knochenmark*

<3% der Blasten, die lichtmikroskopisch positiv für Sudanschwarz B oder für Myeloperoxidase sind

Blasten, die durch immunologische Marker oder durch ultrastrukturelle Zytochemie als Myeloblasten nachgewiesen sind

*Auch Lymphozyten, Plasmazellen, Makrophagen und Mastzellen sind von der Zählung auszuschließen (13).

6.1.1.2 Akute myeloblastische Leukämie ohne Differenzierung (M1 AML)

Morphologie

Dieser Subtyp macht bis zu 20 % der AML bei Erwachsenen aus. Bei dieser Form der myeloblastischen Leukämie sind Myeloblasten im Blut vorhanden und machen über

70 % der Knochenmarkzellen aus. Weniger als 15 % der Knochenmarkzellen sind Promyelozyten und Myelozyten. Auer-Stäbchen sind in einer Minderheit der Blasten zu sehen, aber azurophile Granula sind in den Blasten lichtmikroskopisch nicht erkennbar (16).

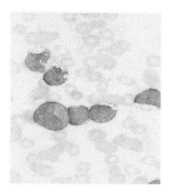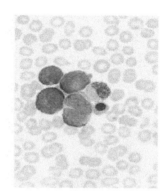

Abb. 6.2 M1 AML (A, B) Peripherer Blutfilm bei Ml AML mit Typ I und Typ II Blasten und einem Promyelozyten. In diesem Fall waren die Blasten stark vakuolisiert. Zum Vergleich mit einem Fall von M0 AML siehe das Bild auf B .

Anhand der Morphologie allein lassen sich Ml-Blasten nicht von M0-, agranulären M2- oder L2-Blasten unterscheiden. **Die Differenzierung ist minimal** und zeigt sich in der Regel durch verstreute normale **Promyelozyten oder reifere**, normale neutrophile Zellen. Wenn in dieser Situation Auer-Stäbchen zu sehen sind, wie im obigen Beispiel, wird die Diagnose einer Ml-AML gestellt (19).

Zytochemie:

Mindestens 5 %, in der Regel aber ein viel höherer Prozentsatz der Blastenzellen reagieren positiv auf Myeloperoxidase (MPO) oder Sudanschwarz B und Chloroactatesterase, aber negativ auf unspezifische Esterase (NSE) (19).

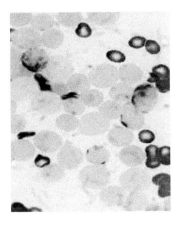 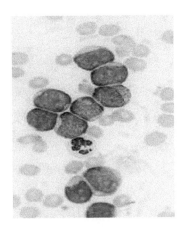

Abb. 6.3 Myeloperoxidase-Färbung bei M1 AML (A,B) Knochenmarkaspirat bei Ml AML mit positiver Myeloperoxidase-Reaktion. Es sind sowohl zytoplasmatische Granula als auch Auer-Stäbchen zu erkennen. Um die Routinefärbung des peripheren Blutes des Patienten zu sehen, sehen Sie sich das Dia auf B an.

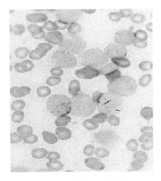

Abb. 6.4 Sudanschwarz B-Färbung bei M1 AML

Knochenmarkaspirat bei M1 AML (gleicher Fall wie im vorherigen Screening) mit positiver Sudan Black B Reaktion. Es sind sowohl zytoplasmatische Granula als auch Auer-Stäbchen erkennbar.

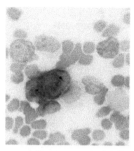

Abb. 6.5 Chloracetat-Esterase-Färbung in Ml AML

Knochenmarkaspirat bei M1 AML (gleicher Fall wie beim vorherigen Screening) mit positiver Chloracetat-Esterase-Reaktion. Zytoplasmatische Granula sind positiv, aber Auer-Stäbchen werden nicht identifiziert.

Immunphänotyp:

• Marker für Stammzellen und frühe hämatopoetische Vorläuferzellen: CD34+, HLA-DR+, Tdt+

• Marker der myeloischen Abstammung: CD117+, CD13+, CD33+, MPO

Automatischer Blutzellenzähler: Streudiagramme bei AML

Die Streudiagramme des automatischen Blutzellenzählers (H1) bei M1 AML zeigen Blasten, die eine gewisse Peroxidaseaktivität aufweisen und sich daher vom LUC-Bereich (große ungefärbte Zelle) des Peroxidase-Kanal-Streudiagramms in den neutrophilen Bereich ausbreiten [grüner Pfeil]. Im Basophilen-/Lobularitätskanal dehnen sie sich links vom mononukleären Zellhaufen aus [blauer Pfeil]. Beachten Sie auch, dass die reduzierte Thrombozytenzahl zu einem flachen Thrombozytenhistogramm führt. .

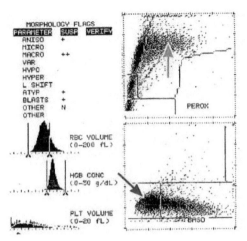

Kriterien für die Diagnose von Ml AML

Blasten 30% der Zellen im Knochenmark

Blasten 90% der nicht-erythroiden Zellen im Knochenmark*

3% der Blasten positiv für Peroxidase oder Sudanschwarz B

Knochenmark reifende monozytäre Komponente (Promonozyten bis Monozyten) 10% nicht-erythroide Zellen

Knochenmark reifende granulozytäre Komponente (Promyelozyten bis polymorphkernige Leukozyten) 10% der nicht-erythroiden Zellen

*Schließen Sie auch Lymphozyten, Plasmazellen, Makrophagen und Mastzellen von der Zählung aus (13).

6.1.1.3 *Akute myeloblastische Leukämie mit Differenzierung (M2 AML)*

Dieser Subtyp ist bei Erwachsenen am häufigsten anzutreffen und macht bis zu 30 % der Fälle aus.

Morphologie
Das morphologische Merkmal ist der Nachweis einer Reifung in Richtung der Granulozyten *(a,b,c)*, und zwar in viel stärkerem Maße als beim M1-AML-Subtyp. Es sind **Zellen** vorhanden, **die** über den Promyelozyten hinaus gereift sind (z. B. Myelozyten, Metamyelozyten). Die meisten der differenzierteren Zellen sind

39

neutrophile Granulozyten, aber einige sind <u>eosinophil</u> und selten <u>basophil</u> (können 30 bis 60 % der Granulozyten im Knochenmark ausmachen). Die erworbenen Pelger-Huet-Anomalien, die sich in bilobierten oder monolobierten Neutrophilen widerspiegeln, sind häufig zu sehen (16,19).Die agranulären Blasten (Typ-I-Blasten) können allein durch ihre Morphologie in einem Wright-Giemsa-gefärbten peripheren Blutausstrich oder Knochenmarkaspirat nicht von M0-, Ml- oder L2-Blasten unterschieden werden.Typ-II-Blasten machen oft einen erheblichen Anteil an den Gesamtblasten aus. Diese Blasten ähneln den Typ-I-Blasten mit Ausnahme einer variablen Anzahl von azurophilen Granula im Zytoplasma. Häufig sind <u>Auer-Stäbchen</u> sichtbar (19).

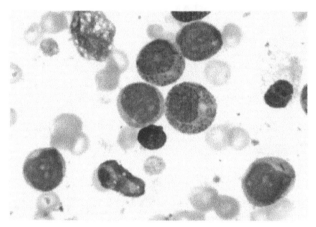

Abb. 6.5 (a) *M2 AML - Ausstrich aus Knochenmarkaspirat, Wright-Giemsa-Färbung*
Eine Variante der M2-AML, die mit Eosinophilie einhergeht, ist anerkannt <u>(M2Eo)</u>. Die Eosinophilen können eine leichte Atypie aufweisen, insbesondere bei den reiferen Eosinophilen, die durch das Auftreten grober zytoplasmatischer Körnchen gekennzeichnet sind, deren Farbe von tief basophil, ähnlich den primären oder basophilen Körnchen, bis hin zu Körnchen mit lachsfarbener Färbung reicht. Die reiferen Eosinophilen sind in der Regel nicht atypisch.

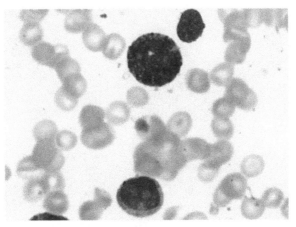

Abb. 6.5 (b) *M2 AML mit Eosinophilie (M2Eo)* - *Ausstrich aus Knochenmarkaspirat, Wright-Giemsa-Färbung*

Die akute basophile Leukämie (M2Ba), ein sehr seltener Subtyp, ist ebenfalls ein Beispiel für eine AML mit Differenzierung - in diesem Fall entlang der basophilen Linie. Die leukämischen Blasten sind vom Typ II, und die zytoplasmatischen Granula sind grob und basophil, ähnlich wie bei normalen reifen Basophilen, und das Zytoplasma hat eine basophile Farbe und kann Vakuolen enthalten. Einige der reiferen Formen sind oft dysplastisch *(c)*. Kann de novo oder als Blastenkrise bei den chronischen myeloproliferativen Erkrankungen auftreten.

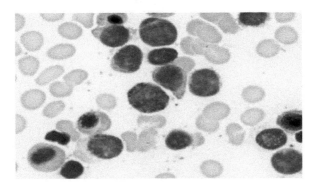

Abb. 6.5 *c) M2 AML mit einigen Merkmalen einer akuten basophilen Leukämie - Ausstrich aus Knochenmarkaspirat, Wright-Giemsa-Färbung*

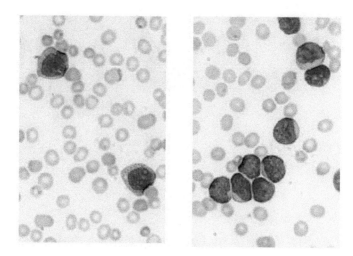

Abb. 6.6 Peripherer Blutfilm bei M2 AML mit leukämischen Zellen, die über das Blastenzellstadium hinaus gereift sind. Zum Vergleich mit einem peripheren Blutbild bei Ml AML siehe die Folie daneben

Zytochemie:

Die Blasten sind positiv für Myeloperoxidase (MPO), Sudanschwarz B und Chloracetat-Esterase (was die fehlgeschlagene Reifung widerspiegelt). Die unspezifische Esterase-Färbung ist bei den agranulären Blasten negativ. Bei akuter basophiler Leukämie ist der diagnostische Befund eine metachromatische Positivität mit Toluidinblau (19).

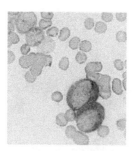

Chloracetat-Esterase-Färbung

Knochenmarkaspirat bei akuter myeloischer Leukämie M2, gefärbt auf Naphthol-AS-D-Chloracetat-Esterase-Aktivität. Diese zytochemische Reaktion wird gewöhnlich mit "Chloracetatesterase" abgekürzt. Mit einer Chloracetat-Esterase-Färbung lassen sich in der Regel keine Auer-Stäbchen nachweisen.

Immunphänotyp:

- Marker für Stammzellen und frühe hämatopoetische Vorläuferzellen: CD34+, HLA-DR+, Tdt±.

- Marker der myeloischen Abstammung: CD117+, CD13+, CD33+ (19).

Automatischer Blutzellenzähler: Streudiagramme bei M2 AML

Streudiagramme des automatischen Blutzellenzählers (H1) bei M2 AML zeigen Blasten, die eine starke Peroxidase-Aktivität aufweisen und sich daher hauptsächlich in den monozytären und neutrophilen Bereichen des Peroxidase-Kanal-Streudiagramms befinden [grüner Pfeil]. Im Basophilen-/Lobularitätskanal dehnen sie sich links vom mononukleären Zellcluster aus [blauer Pfeil]. Sie führen auch zu anormalen Signalen oberhalb des horizontalen Schwellenwerts, was zu einer fiktiv erhöhten "Basophilenzahl" führt. Beachten Sie auch, dass die reduzierte Thrombozytenzahl zu einem flachen Thrombozytenhistogramm führt. Zum Vergleich mit Streudiagrammen bei M1 AML siehe das Diagramm auf Seite 26 (19).

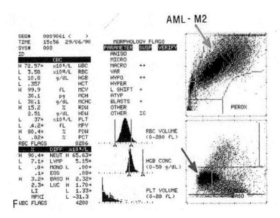

Zytogenetik:

Eine charakteristische zytogenetische Anomalie, t (8; 21), wird in 30 % oder mehr der Fälle festgestellt und tritt eher bei jüngeren Erwachsenen mit diesem Subtyp auf. Beim akuten basophilen Subtyp wurde keine charakteristische zytogenetische Anomalie festgestellt (19).

Kriterien für die Diagnose einer M2 AML

Blasten 30% der Zellen im Knochenmark

Blasten 30-89% der nicht-erythroiden Zellen im Knochenmark

Knochenmark reifende granulozytäre Komponente (Promyelozyten bis polymorphkernige Leukozyten) >10% der nicht-erythroiden Zellen

Monozytenkomponente im Knochenmark (Monoblasten bis Monozyten) <20% der nicht erythroiden Zellen und andere Kriterien für M4 nicht erfüllt (13).

6.1.1.4 Akute Promyelozytäre Leukämie (M3 AML, APML)

Morphologie

Dieser Subtyp macht bis zu 10 % der Erwachsenen mit AML aus und tritt eher in jüngeren Jahren auf.a, *b, c)* Das Erscheinungsbild der M3-AML-Zellen in einer Wright-Giemsa-Färbung des peripheren Blutes oder des Knochenmarkaspirats ist im Wesentlichen diagnostisch. Das Knochenmark enthält wenige agranuläre Blastenzellen und einige blastenähnliche Zellen mit wenig Granula. Die dominierenden Zellen sind leukämische Promyelozyten, die 30 bis 90 % der Knochenmarkzellen ausmachen. Im Gegensatz zu anderen AMLs und ALLs findet der Reifungsstopp nicht auf der Ebene der agranulären Blasten statt, sondern im Stadium der Promyelozyten und späten Myelozyten.

Die Granula können sehr zahlreich und so dicht gepackt sein, dass sie den Zellkern teilweise verdecken. *Häufig sind Auer-Stäbchen zu sehen (c),* die in Bündeln auftreten können (Fagot-Zellen). Die Größe der Kerne variiert und ihre Form ist recht unterschiedlich und reicht von rund, oval, gekerbt, nierenförmig bis hin zu solchen, die das Aussehen von "Engelsflügeln" haben *(b).* Das Kernchromatin ist grob, unterschiedlich verklumpt, und die Nukleoli können sichtbar sein oder auch nicht (19).

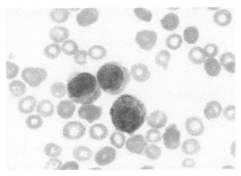

Abb. 6.7 (a) **M3 AML** *- Ausstrich aus dem Knochenmarkaspirat, Wright-Giemsa-Färbung*

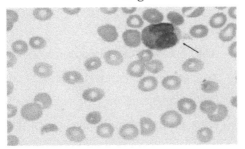

Abb. *6.7(b)* **M3 AML mit "Engelsflügeln"** *- Ausstrich aus dem Knochenmarkaspirat, Wright-Giemsa-Färbung*

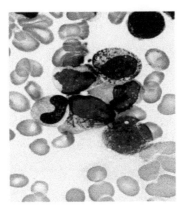

Abb. 6.8 (c) Multiple Auer-Stäbchen bei hypergranulärer promyelozytärer Leukämie

Peripherer Blutfilm bei M3 AML, der einen hypergranulären Promyelozyten mit mehreren Auer-Stäbchen zeigt. Solche Zellen werden manchmal als "Faggot-Zellen" bezeichnet, da die Bündel von Auer-Stäbchen einem Holzbündel ähneln.

Anhand des morphologischen Erscheinungsbildes, das in einer Wright-Giemsa-Färbung zu sehen ist, werden zwei Subtypen der M3-AML unterschieden:

- Hypergranuläres M3 (klassisch): Dies ist der häufigste Subtyp, der bis zu 80 % der Fälle ausmacht. Wie der Name schon sagt, ist die zytoplasmatische Granulation ausgeprägt, und es können große (riesige) Granula zu sehen sein. *Auer-Stäbchen sind häufig.* Es ist anzumerken, dass eine hohe Anzahl leukämischer Zellen im Blut bei der M3 AML ungewöhnlich ist, weshalb die Knochenmarkspunktion für die Diagnose sehr wichtig ist. (19).

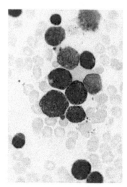 **Abb. 6.9 M3 AML** Peripheres Blutbild bei M3 AML mit hypergranulären Promyelozyten. Die M3 AML wird auch als akute hypergranuläre promyelozytäre Leukämie bezeichnet. Einer der abnormen Promyelozyten hat ein Riesenkörnchen

Variante mikrogranulär (hypogranulär) (M3v): Wie der Name schon sagt, ist die Granulation spärlich, und in einigen Zellen sind bei einer Wright-Giemsa-Färbung keine Granula zu sehen, obwohl die Myeloperoxidase-, Sudanschwarz-B- und Chloracetat-Esterase-Färbungen stark positiv sind. *Auer-Stäbchen sind in der Regel nicht zu sehen.* . Die Zahl der weißen Blutkörperchen ist in diesem Fall in der Regel höher als beim klassischen Subtyp, bei dem die Zahl häufig über 100.000/cumm liegt (19).

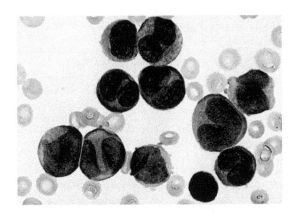

Abb. 6.10 Hypogranuläre Variante der M3 AML

Peripherer Blutfilm bei der hypogranulären oder mikulären Variante der M3 AML mit leukämischen Promyelozyten mit charakteristischen zweigliedrigen Kernen. Es sind spärliche feine Granula vorhanden. Eine leukämische Zelle hat ein basophiles Zytoplasma und zytoplasmatische Fortsätze

Die klassische M3-AML und die hypogranuläre oder mikrogranuläre Form sollten als eine einzige Entität betrachtet werden. Abgesehen von der höheren Anzahl weißer Blutkörperchen bei der M3-Variante weisen sie die gleichen klinischen und hämatologischen Merkmale auf. Sie haben dieselbe zytogenetische Anomalie, t(15;17)(q22;q21), und dieselbe molekulargenetische Anomalie, ein *PML*- RAR- Fusionsgen. Sie sprechen in gleicher Weise auf die Behandlung an und unterscheiden sich prognostisch nicht (13).

Zytochemie

Leukämische Promyelozyten färben intensiv mit Naphthol-AS D -Chloracetat-Esterase, Myeloperoxidase und Sudanschwarz B .

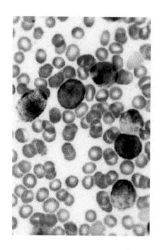 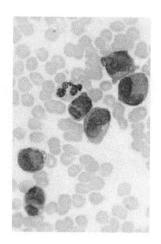

Abb. 6.11 Peroxidase-Färbung des Knochenmarkaspirats bei der M3-Variante der AML Myeloperoxidase-Färbung des Knochenmarkaspirats bei der M3-Variante der AML zeigt, dass die Peroxidase-Reaktion trotz der Hypogranularität der Zellen sehr stark ist. Zum Vergleich mit den routinemäßig gefärbten Knochenmarkfilmen desselben Patienten siehe das nebenstehende Bild.

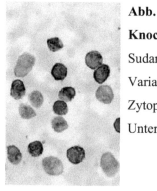

Abb. 6.12 Sudanschwarz-B-Färbung des Knochenmarkaspirats bei AML der Variante M3 Sudanschwarz-B-Färbung des Knochenmarkaspirats bei M3-Variante der AML mit starker granularer Positivität im Zytoplasma (gleicher Fall wie die beiden vorangegangenen Untersuchungen).

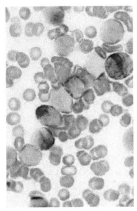

Abb. 6.13 Chloracetat-Esterase-Färbung bei AML der Variante M3

Chloracetat-Esterase-Färbung im Knochenmarkaspirat bei M3-Variante der AML mit starker granulärer Positivität im Zytoplasma (gleicher Fall wie die drei vorangegangenen Untersuchungen).

Immunphänotyp:

Marker für Stammzellen und hämatopoetische Vorläuferzellen: CD34-, HLA-DR-

- Marker der myeloischen Abstammung: CD13+ und CD33+; CD117- und CD15- (19).

Streudiagramme des automatisierten Blutzellenzählers bei M3 AML

Streudiagramme des automatischen Blutzellenzählers (H1) bei der M3-Variante der AML zeigen leukämische Zellen, die eine sehr starke Peroxidaseaktivität aufweisen und einen dreieckigen Cluster bilden, dessen Basis sich am rechten Rand des Peroxidasekanal-Streudiagramms befindet [grüner Pfeil]. Im Basophilen-/Lobularitätskanal dehnen sich die leukämischen Zellen links vom mononukleären Zellhaufen aus [blauer Pfeil] und führen zu abnormen Signalen, die über den horizontalen Schwellenwert hinausgehen und eine Pseudobasophilie verursachen. Beachten Sie auch, dass die reduzierte Thrombozytenzahl zu einem flachen Thrombozytenhistogramm führt. Zum Vergleich mit Streudiagrammen von M2 AML siehe die Abbildung auf Seite 30 (13).

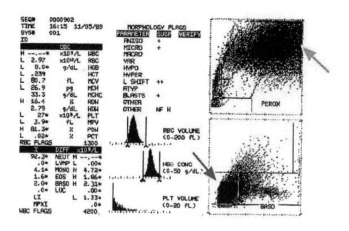

Zytogenetik:

Die charakteristische und diagnostische zytogenetische Anomalie ist das t(15;17) und hat die gleiche diagnostische Bedeutung wie das t(9;22) bei der chronischen myeloischen Leukämie. Es handelt sich um eine balancierte Translokation vom langen Arm von Chromosom 17, dem Locus des Retinsäure-Rezeptor-a-Gens, zu einer Stelle auf dem langen Arm von Chromosom 15, dem Locus für das Promyelozytenleukämie-Gen (PML) (19).

Differentialdiagnose:

Die morphologischen Merkmale von M3-AML-Zellen sind in den meisten Fällen diagnostisch. Einige Fälle von <u>M2-AML</u> mit vielen Typ-II-Blasten und einige <u>M4-AML</u> können ein diagnostisches Problem darstellen und erfordern eine zytogenetische Differenzierung.

Kriterien für eine Diagnose der M3-Variante der AML

Das diagnostische Kriterium für die M3-Variante der AML besteht darin, dass das Knochenmark größtenteils durch hochgradig abnorme Promyelozyten ersetzt wird, die lichtmikroskopisch hypogranulär oder agranulär erscheinen und charakteristische zweigliedrige Zellkerne aufweisen.

Kriterien für die Diagnose von M3 AML

Für die Diagnose einer M3-AML ist keine bestimmte Anzahl von Blasten erforderlich.

50

Diese liegt oft unter 30 %, da die dominierende leukämische Zelle eher ein abnormaler Promyelozyt als eine Blastenzelle ist. Das diagnostische Kriterium besteht darin, dass das Knochenmark größtenteils durch abnorme hypergranuläre Promyelozyten ersetzt ist, deren Zytoplasma mit großen, hell gefärbten Primärgranula gefüllt ist. Es können auch Riesengranula und Bündel von Auer-Stäbchen vorhanden sein (19).

6.1.1.5 Akute myelomonozytäre Leukämie (M4 AML, akute Leukämie nach Naegeli, AMML)

Dieser Subtyp macht bis zu 20 % aller erwachsenen AML aus und trägt das Eponysma akute monozytäre Leukämie nach Naegeli und war eine der ersten beschriebenen biphenotypischen (Monozyten-Myelozyten) Leukämien. Der bilineare Charakter dieses Subtyps wurde später durch Zytochemie (klonale Zellen, die mit Myeloperoxidase und unspezifischer Esterase angefärbt wurden) und später durch Immunphänotypisierung nachgewiesen. Es wird angenommen, dass dieser Subtyp aus einem frühen hämatopoetischen Vorläufer hervorgeht, der die Fähigkeit hat, sich in die myeloische und monozytäre Linie zu differenzieren (19).

Morphologie

Das morphologische Erscheinungsbild der klonalen Zellen reicht von typischen Myeloblasten und Monoblasten über Promonozyten bis hin zu Zellen, die sich nur schwer einer der beiden Abstammungslinien zuordnen *lassen (a)*. Die Zellen reichen in Größe und Form von typischen Myeloblasten und Monoblasten bis hin zu Zellen, die Merkmale der Reifung in der monozytären Linie aufweisen. Das Zytoplasma ist in den Zellen, die Myeloblasten ähneln, spärlich, während es in den Zellen, die eine Differenzierung in Richtung der monozytären Linie aufweisen, reichlich vorhanden ist *(a)*. In den stärker differenzierten Zellen sind zytoplasmatische Granula zu sehen, die Promonozyten ähneln (feine Granulation mit einem "Salz- und Pfeffer"-Erscheinungsbild). *Es können <u>Auer-Stäbchen</u> zu sehen sein (b)*. Das Verhältnis von Kern zu Zytoplasma ist je nach Reifegrad der monozytären Linie recht unterschiedlich. Wie bei der normalen monozytären Differenzierung ist die Kerneinbuchtung in einem unreiferen Stadium zu sehen als bei Zellen der myeloischen Linie. Der Zellkern ist in Größe und Form recht variabel, und die Nukleoli sind bei Zellen mit monoblastischen

51

und promonozytären Merkmalen besonders ausgeprägt (19).

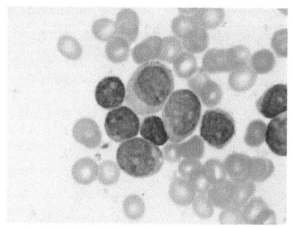

6.14 *(a)* ***M4 AML*** - *Ausstrich aus Knochenmarkaspirat, Wright-Giemsa-Färbung*

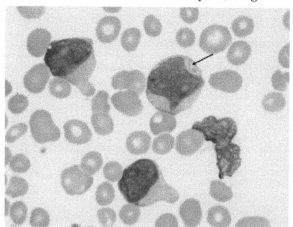

6.14 *(b)* ***M4 AML mit Auer-Stäbchen und handspiegelartigen Blasten -***
Knochenmarkaspiratausstrich, Wright-Giema-Färbung

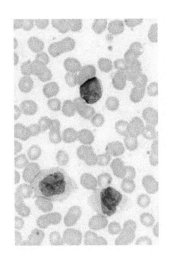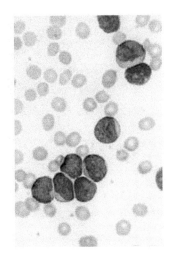

Abb. 6.15 M4 AM

Peripheres Blutbild bei M4 AML mit zwei Monoblasten und einem Myeloblasten. Beachten Sie, dass Monoblasten große Zellen mit voluminösem Zytoplasma sind. Ihre Zellkerne sind manchmal gelappt und das Zytoplasma kann vakuolisiert sein. Der Myeloblast ist eine kleinere Zelle mit einem höheren Nukleozytoplasma-Verhältnis. Dieser Myeloblast ist ein Myeloblast vom Typ I. Zum Vergleich mit einer einheitlichen Population von Myeloblasten bei Ml AML siehe das nebenstehende Bild.

Eine Variante der M4, die als M4Eo bezeichnet wird, ist inzwischen sowohl morphologisch als auch zytogenetisch gut charakterisiert. Sie kann bis zu 10 % aller erwachsenen AML ausmachen und tritt gewöhnlich in jüngerem Alter auf. Zusätzlich zu den morphologischen Befunden, die bei der M4 AML zu beobachten sind, ist eine variable Anzahl von differenzierten Eosinophilen vorhanden, die manchmal bis zu 50 % oder mehr der kernhaltigen Zellen in einem Knochenmarkaspirat ausmachen. Die Eosinophilen sind atypisch (dysplastisch), vor allem die im Stadium der späten Promyelozyten und frühen Myelozyten *(c)*. Man sieht grobe basophile Granula mit einer variablen Anzahl von eosinophilen Granula. Die reiferen Eosinophilen sind weniger atypisch. Das morphologische Bild ist diagnostisch und steht im Zusammenhang mit der zytogenetischen Anomalie inv (16) (19).

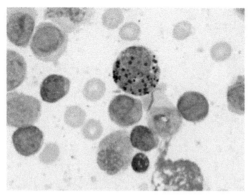

Abb. 6.14c) **M4Eo AML mit atypischen jungen Eosinophilen** - *Ausstrich aus Knochenmarkaspirat, Wright-Giemsa-Färbung*

Zytochemie:

Die klonalen Zellen färben positiv für die myeloiden Marker Myeloperoxidase (MPO) *(d)* und Chloracetat-Esterase sowie für den monozytären Marker Unspezifische Esterase (NSE) *(e)*, der durch Fluorid nicht gehemmt wird. Die Zellen mit Myeloblasten-Merkmalen weisen eine höhere MPO-Positivität auf, während die Zellen mit Monozyten-Merkmalen eine höhere NSE-Positivität aufweisen - einige Zellen weisen beide Marker auf. Beim Subtyp M4Eo färben sich die Eosinophilen wie normale Neutrophile (z. B. MPO+, Sudan Black B+, NSE+) und nicht wie normale Eosinophile (19).

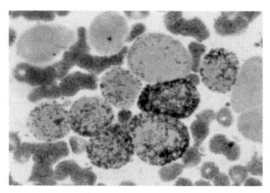

Abb. 6.14 (d) **M4 AML** - *Knochenmarkausstrich, Myeloperoxidase (MPO)-Färbung*

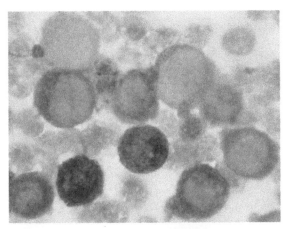

Abb. *6.14(e)* **M4 AML** - *Ausstrich aus dem Knochenmarkaspirat, unspezifische Esterase (NSE)-Färbung*

Immunphänotyp:

• Marker für Stammzellen und hämatopoetische Vorläuferzellen - CD34-Positivität variabel beim M4-Subtyp, aber in der Regel stark positiv beim M4Eo-Subtyp

• Marker der myeloischen Abstammung - CD13+, CD33±

• Monozyten-Linienmarker - CD14+, CD116±, CD11c±, CD4± (19).

Streudiagramme des automatischen Blutzellenzählers bei M4 AML

Streudiagramme des automatischen Blutzellenzählers (H1) bei M4 AML zeigen eine Mischung aus Blasten ohne Peroxidase-Aktivität (wahrscheinlich Monoblasten) in der LUC-Box und Blasten mit variabler Peroxidase-Aktivität (wahrscheinlich Myeloblasten) in den monozytären und neutrophilen Bereichen des Peroxidase-Kanal-Streudiagramms [grüne Pfeile]. Im Basophilen-/Lobularitätskanal breiten sich Blasten links vom mononukleären Zellhaufen aus [blauer Pfeil] und dringen in den basophilen Bereich ein. Beachten Sie auch, dass die reduzierte Thrombozytenzahl zu einem flachen Thrombozytenhistogramm führt. Zum Vergleich mit Streudiagrammen von M2 AML siehe die Abbildung auf Seite 30 (14).

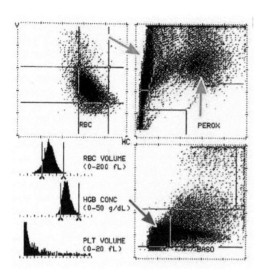

Automatischer Blutzellenzähler: Streudiagramme bei M4Eo AML

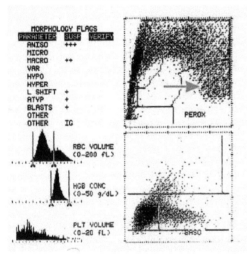

Streudiagramme des automatischen Blutzellenzählers (H1) bei M4Eo AML. Die Streudiagramme ähneln denen der M4 AML, mit der Ausnahme, dass sich im eosinophilen Bereich ein Cluster von Zellen mit sehr starker Peroxidaseaktivität befindet [roter Pfeil]. Zum Vergleich mit den Streudiagrammen von M4 AML siehe die obige Abbildung.

Zytogenetik:

Die charakteristische zytogenetische Anomalie, die beim Subtyp M4Eo gefunden wird, ist inv(16).

Kriterien für die Diagnose einer M4 AML

Blasten 30% der Zellen im Knochenmark

Blasten 30% der nicht-erythroiden Zellen im Knochenmark

Granulozytäre Komponente im Knochenmark (Myeloblasten bis polymorphkernige Leukozyten) 20% nicht-erythroide Zellen

Signifikante monozytäre Komponente, nachgewiesen durch eine der folgenden Eigenschaften:

Monozytenkomponente aus dem Knochenmark (Monoblasten bis Monozyten) 20 nicht erythroide Zellen und monozytäre Komponente aus dem peripheren Blut 5 x 10^9 /l, *oder*

Monozytäre Komponente im Knochenmark (Monoblasten bis Monozyten), 20% der nicht erythroiden Zellen und bestätigt durch Zytochemie oder erhöhte Lysozymkonzentration im Serum oder Urin, *oder*

Knochenmark, das M2 ähnelt, aber Monozytenkomponente im peripheren Blut 5 x 10^9 /l und bestätigt durch Zytochemie oder erhöhte Lysozymkonzentration im Serum oder Urin (13).

6.1.1.6 Akute monoblastische Leukämie (M5 AML, Schillings akute monoblastische Leukämie, AMoL)
Dieser Subtyp macht bis zu 9 % aller AMLs bei Erwachsenen aus.

Morphologie

Es werden zwei morphologische Varianten unterschieden: M5a (ohne Differenzierung) und M5b (mit Differenzierung). Das FAB-Kriterium für die Diagnose einer M5a-AML besteht darin, dass mindestens 80 % der nicht-erythroiden Zellen eines Knochenmarkaspirats Monoblasten, Promonozyten und Monozyten sind; dieses Kriterium spielt in den meisten Fällen keine Rolle. Die vorherrschende Zelle ist ein Monoblast mit geringer oder keiner Differenzierung. Die Blasten sind unterschiedlich groß, aber die meisten sind etwa 1½ - 2 mal so groß wie ein normaler segmentierter

Neutrophiler. Das Zytoplasma ist reichlich vorhanden, auch wenn das Verhältnis von Kern zu Zytoplasma variiert, und die Farbe reicht von mittel- bis dunkelblau. Vakuolen können zu sehen sein. _Auer-Stäbchen_ _sind nicht zu sehen._ Der Zellkern variiert leicht in Größe und Form, das Chromatin ist fein und leicht gefärbt, wobei ein oder mehrere markante Nukleoli sichtbar sein können. Die M5a-Variante tritt eher bei jüngeren Erwachsenen auf (19).

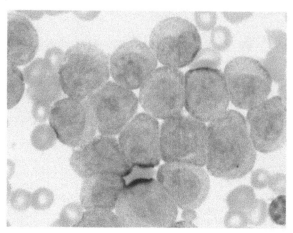

Abb. 6.16(a) **M5a AML** - *Ausstrich aus dem Knochenmarkaspirat, Wright-Giemsa-Färbung*

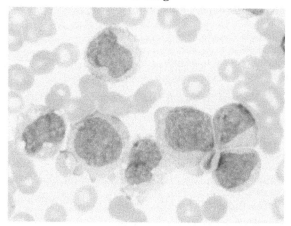

Abb. 6.16(b) **M5b AML** - *Ausstrich aus dem Knochenmarkaspirat, Wright-Giemsa-Färbung*

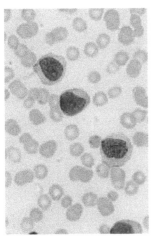

Abb. 6.17 Peripheres Blut bei M5a AML

Peripheres Blut bei M5a AML mit drei Monoblasten. Es handelt sich um große Blasten mit reichlich Zytoplasma, von denen eine eine gewisse Kernlobulierung aufweist. Beachten Sie, dass die monozytäre Differenzierung nicht sehr deutlich ist.

Bei der M5b-Variante findet sowohl eine Kern- als auch eine Zytoplasmareifung statt. Die Größe und Form der Blasten ist variabler als bei der M5a-Variante. Das Zytoplasma ist reichlicher vorhanden, hat eine hellblaue bis blaugraue Farbe und enthält feine Körnchen, die ein "Salz und Pfeffer"-Aussehen haben. Die Vakuolen sind stärker ausgeprägt als bei der M5a-Variante. Der Zellkern hat häufig ein gewundenes Aussehen und variiert sowohl in Größe als auch Form. Das Kernchromatin ist oft stärker verklumpt, und es sind ein oder mehrere prominente Nukleoli sichtbar, allerdings in geringerem Maße als bei der M5a-Variante (19).

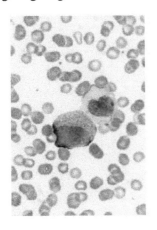
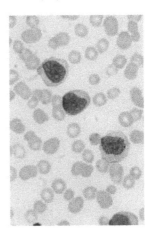

Abb. 6.18 M5b AML

Blutbild bei M5b AML mit einem Promonozyten und einem Monozyten. Die M5b

AML oder akute monozytäre Leukämie unterscheidet sich von der M5a oder akuten monoblastischen Leukämie durch die stattfindende Reifung. Zum Vergleich mit einem Blutbild bei M5a klicken Sie auf das Bild daneben.

Zytochemie:

Bei der M5a-Variante ist die unspezifische Esterase (NSE) positiv *(c)*, und die Myeloperoxidase (MPO) und Sudanschwarz B sind negativ. Zusätzlich zu einer positiven NSE-Färbung kann bei der M5b-Variante auch Sudanschwarz B positiv sein (19).

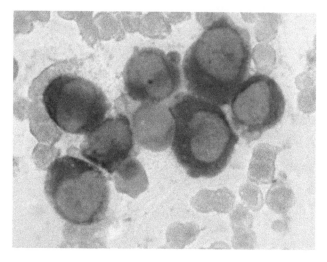

Abb. 6.16(c) ***M5 AML (AMoL)*** *- Ausstrich aus Knochenmarkaspirat, unspezifische Esterase (NSE)-Färbung*

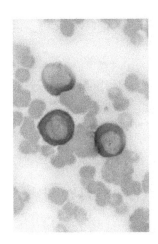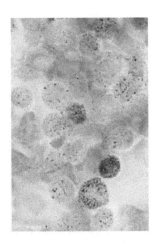

Abb. 6.19 Unspezifische Esterase-Aktivität bei M5 AML

Unspezifische Esterase-Aktivität in M5 AML, nachgewiesen mit einer Naphthylacetat-Esterase-Reaktion (LINKS). Darstellung der unspezifischen Esterase-Aktivität mit einer Naphthol-AS-Acetat-Esterase-Reaktion (RECHTS)

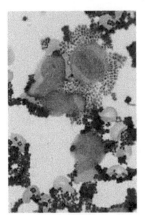

Abb. 6.20 Lysozym-Aktivität bei M5b AML

Lysozym-Aktivität bei M5b AML, nachgewiesen mit einer Suspension des Bakteriums *Micrococcus lysodeikticus*. Das von den leukämischen Zellen abgesonderte Lysozym hat eine Lyse der benachbarten Bakterien verursacht, die blasser gefärbt sind als intakte Bakterien.

Zellen sowohl der granulozytären als auch der monozytären Abstammung synthetisieren Lysozym. Nur Zellen der monozytären Linie sezernieren ausreichend

Lysozym in die Zellumgebung, um eine bakterielle Lyse zu bewirken. Der immunzytochemische Nachweis der Lysozymaktivität in einer Trepanationsbiopsie weist jedoch Zellen beider Abstammungslinien aus. Lysozym kann auch in Serum und Urin gemessen werden, und die Konzentration kann für die Diagnose von M4- und M5-AML verwendet werden. Dieser Test wird jedoch viel weniger verwendet, seit die Immunphänotypisierung allgemein verfügbar ist (13).

Immunphänotyp:

· Marker für Stammzellen und hämatopoetische Vorläuferzellen - CD34-, HLA-DR -

· Marker der monozytären Abstammung - CD14±, CD116±, CD11c±, CD64±, CD68±, CD4± und Lysozym±

· Marker der myeloischen Abstammung - CD33±, CD13±, CD117±

Hinweis: Im Allgemeinen zeigt der M5b-Subtyp eine höhere Positivität bei reiferen Monozytenmarkern.

Zytogenetik:

In den meisten Fällen werden zytogenetische Anomalien gefunden, aber eine charakteristische Anomalie ist nicht identifiziert worden. Anomalien, die 11q23 betreffen, sind nicht selten, einschließlich der Fälle, die nach Exposition gegenüber den Topisomerase-II-Inhibitoren (VP-16 und VM-26) auftreten (19).

Kriterien für die Diagnose von M5 AML

Blasten 30% der Zellen im Knochenmark

Blasten 30% der nicht-erythroiden Zellen im Knochenmark

Monozytäre Komponente im Knochenmark 80% nicht-erythroide Zellen

Akute monoblastische Leukämie (M5a)

Monoblasten 80% der monozytären Komponente des Knochenmarks

Akute monozytäre Leukämie (M5b)

Monoblasten <80% monozytäre Komponente im Knochenmark (13).

6.1.1.7 Akute erythroide Leukämie (M6 AML, Erythroleukämie, erythematische Myelose, diGuglielmo-Syndrom)

Morphologie:

Diese Untergruppe macht bis zu 5 % aller Fälle von AML aus. Die vorherrschenden Zellen sind dysplastische Proerythroblasten, die in Größe und Form sehr heterogen sind und auch bizarre und riesige Formen aufweisen *(a-d)*. Sowohl megaloblastische als auch dysplastische Kernmerkmale sind auffällig, einschließlich multilobierter Kerne mit häufigen Howell-Jolly-Körpern *(e)*. Die Verzögerung der nukleären Reifung im Vergleich zur zytoplasmatischen Reifung ist sehr ausgeprägt und ähnelt dem Bild, das man bei megaloblastischer Anämie aufgrund von Folat- oder B-12-Mangel sieht. Im Gegensatz zu diesen megaloblastischen Anämien sind jedoch in der Regel keine Riesenbänder und Metamyelozyten zu sehen. Zytoplasmatische Vakuolen können auffällig sein *(f)* und sind Periodic Acid-Schiff (PAS) positiv *(g-h)*. Auf einem Eisenfärbering sind häufig Sideroblasten zu sehen *(i)*. Eine Assoziation mit einem mediastinalen Keimzelltumor bei jungen Männern wurde beobachtet (13).

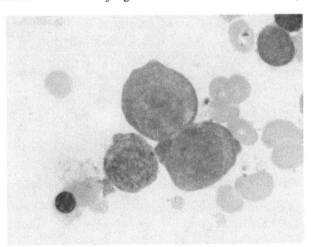

Abb. 6.21 *(a)* **M6a AML mit Myeloblasten und Erythroblasten** - *Ausstrich aus dem Knochenmarkaspirat, Wright-Giemsa-Färbung, 1000x*

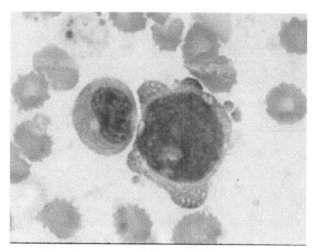

Abb. 6.21 *(b)* **M6b AML mit atypischen Erythroblasten** - *Ausstrich aus dem Knochenmarkaspirat, Wright-Giemsa-Färbung*

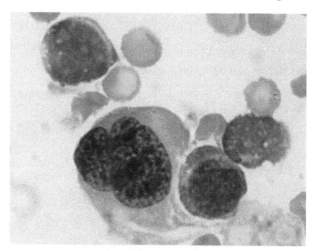

Abb. 6.21 *(c)* **M6b AML mit vielkernigen und bizzaren Erythroblasten** - *Ausstrich aus dem Knochenmarkaspirat, Wright-Giemsa-Färbung,*

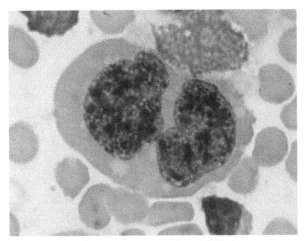

Abb. 6.21 *(d)* **M6b AML** - *Ausstrich aus dem Knochenmarkaspirat, Wright-Giemsa-Färbung*

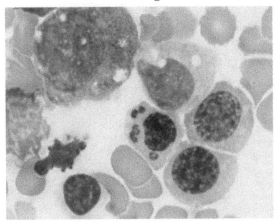

Abb. 6.21 *(e)* **M6b AML mit multiplen Howell-Jolly-Körpern** - *Ausstrich aus Knochenmarkaspirat, Wright-Giemsa-Färbung*

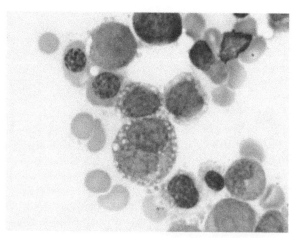

Abb. 6.21 *(f) **M6a AML mit vielen zytoplasmatischen Vakuolen** - Ausstrich aus dem Knochenmarkaspirat, Wright-Giemsa-Färbung*

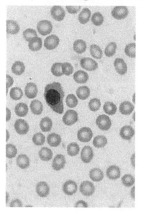

Abb. 6.22 **M6 AM** Blutbild von M6 A mit Anämie und einem abnormalen zirkulierenden Erythroblasten.

Häufig ist eine myeloblastische Komponente vorhanden, und es besteht die Tendenz, sich mit der Zeit in einen M1-, M2- oder M4-Subtyp zu verwandeln. In vielen Fällen ist der M6-Subtyp eine Phase der leukämischen Transformation von myelodysplastischen Syndromen. Aufgrund dieser Merkmale kann die Diagnose schwierig sein. Wenn ein Reifungsstillstand in der erythroiden Linie vorliegt und die vorherrschende Zelle megaloblastische und dysplastische Proerythroblasten sind (>20% der kernhaltigen Zellen in einer Knochenmarkaspirat-Differenzialuntersuchung), sollte die Diagnose M6 AML lauten, auch wenn eine

66

erhöhte Anzahl von Myeloblasten vorhanden ist. In der FAB-Klassifikation würde ein solcher Fall aufgrund des häufigen Auftretens von Myelodysplasie bei M6 AML als MDS mit Transformation in eine offene akute Leukämie, Subtyp M6, bezeichnet werden. Wenn der Prozentsatz der Proerythroblasten weniger als 21 % beträgt, wird der Fall als refraktäre Anämie mit Blastenüberschuss (RAEB) bezeichnet. Liegt der prozentuale Anteil der Blasten zwischen 21-30 %, wird der Fall als refraktäre Anämie mit Blastenüberschuss in Transformation (RAEB-t) bezeichnet. In der WHO-Klassifikation, die die Untergruppe RAEB-t nicht anerkennt, und um die reine Erythroleukämie von den Fällen mit einer myeloblastischen Komponente abzugrenzen, wird der Begriff M6a für die Fälle mit einer Mischung aus Proerythroblasten und Myeloblasten *(a, f)* und M6b für die Fälle mit nur Proerythroblasten (reine erythroide Leukämie) *(b-e)* verwendet (19).

Zytochemie:

Die Myeloperoxidase- (MPO), Sudanschwarz-B- und unspezifische Esterase- (NSE) Färbungen sind in den Proerythroblasten negativ. Die myeloblastischen Elemente können je nach Abstammung der myeloblastischen Leukämiekomponente MPO-, Sudanschwarz-B- oder NSE-positiv sein. Die Periodic Acid-Schiff (PAS)-Färbung zeigt häufig große PAS-positive zytoplasmatische Granula in den erythroblastischen Elementen *(g-h) (20)*.

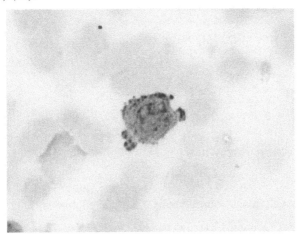

*Abb. 6.21(g) **M6a AML** - Ausstrich aus Knochenmarkaspirat, positive PAS-Färbung*

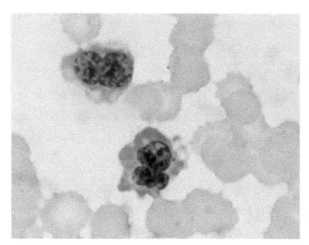

Abb. *6.21(h)* **M6b AML** - *Ausstrich aus Knochenmarkaspirat, positive PAS-Färbung*

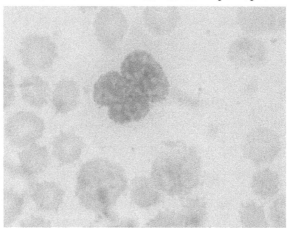

Abb. 6.21 *(i)* **M6b AML, eine riesige, bizzare Form mit Ringsideroblasten -**
Ausstrich aus Knochenmarkaspirat, Eisenfärbung (Preußischblaufärbung)

Immunphänotyp:

· Marker für Stammzellen und hämatopoetische Vorläuferzellen - CD34-, HLA-DR-

· Erythroide Abstammungsmarker - Die erythroiden Zellen sind positiv für Glycoforin A

· Marker der myeloischen Abstammung - Die Myeloblasten sind unterschiedlich positiv für CD13, CD33 und CD117.

• Marker der monozytären Abstammung - Je nach Anzahl der vorhandenen monolytischen Elemente sind CD14, CD11b und 11a, CD4 und CD64 unterschiedlich positiv (19).

Zytogenetik:

Bei diesem Subtyp wurde keine charakteristische zytogenetische Anomalie festgestellt. Am häufigsten sind komplexe Anomalien, die in der Regel die Chromosomen 5 und 7 betreffen, ähnlich wie bei den myelodysplastischen Syndromen (19).

Kriterien für die Diagnose einer M6 AML

Erythroblasten 50% der kernhaltigen Zellen des Knochenmarks

Blasten 30% der nicht-erythroiden Zellen im Knochenmark (13).

6.1.1.8 Akute megakaryoblastische Leukämie (M7 AML)

Macht bis zu 5 % aller Fälle von AML aus.

Morphologie

Die Morphologie der proliferierenden klonalen Blasten ist recht variabel und reicht von einer Dominanz von Mikroblasten, die Lymphoblasten ähneln, mit unregelmäßigen zytoplasmatischen Trübungen und Membranvorsprüngen und feinen zytoplasmatischen Granula (mikromegakaryoblastischer Subtyp) *(a)* bis hin zu einer sehr heterogenen Blastenpopulation, die große Megakaryoblasten mit sehr blauem Zytoplasma, mit oder ohne nukleäre Lappung und zytoplasmatische Granula enthält *(b,c)*. Häufig findet sich eine Mischung dieser verschiedenen morphologischen Formen. In einer Biopsieprobe ist in der Regel eine Fibrose zu sehen, die von Retikulin bis zu kolagener Fibrose reicht. Der Versuch, eine Knochenmarksprobe zu aspirieren, führt häufig zu einer "trockenen Punktion". Die als akute Panmyelose oder akute Myelofibrose bezeichnete Entität stellt in einigen Fällen eine Variante der akuten megakaryoblastischen Leukämie dar. Die akute megakaryoblastische Leukämie ist wahrscheinlich der häufigste Subtyp, der aus chronischen myeloproliferativen Erkrankungen hervorgeht, insbesondere der primären Myelofibrose *(b)* und der essentiellen Thrombozythämie. Ähnlich wie bei der M6-AML besteht bei jungen Männern ein Zusammenhang mit mediastinalen Keimzelltumoren. Eine erhöhte Inzidenz dieses Subtyps wird auch beim Down-Syndrom beobachtet (19).

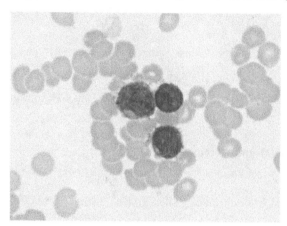

Abb. 6.23 (a) **M7 AML** *- Ausstrich aus dem Knochenmarkaspirat, Wright-Giemsa-Färbung*

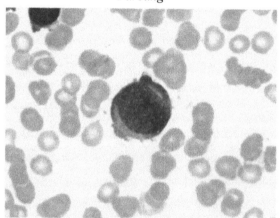

Abb. 6.23(b) **M7 AML mit großen unreifen Megakaryoblasten** *- Peripherer Blutausstrich, Wright-Giemsa-Färbung*

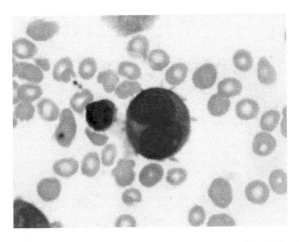

Abb. 6.23(c) **M7 AML mit großen unreifen und zweigeteilten Megakaryozyten -**
Peripherer Blutausstrich, Wright-Giemsa-Färbung

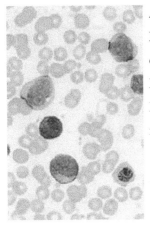

Abb. 6.24 M7 AML

Blutbild eines Säuglings mit Down-Syndrom und M7 AML oder akuter megakaryoblastischer Leukämie mit Megakaryoblasten und einem NRBC. Die Abstammung der Blasten wurde durch Immunzytochemie mit einem monoklonalen CD61-Antikörper bestimmt. Das Down-Syndrom ist mit einer stark erhöhten Inzidenz von M7 AML verbunden.

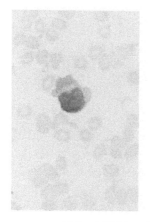 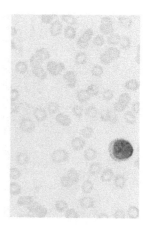

Abb. 6.25 Knochenmarkaspirat bei M7 AML

Knochenmarkaspirat aus einem Fall von M7 AML mit den klinischen Merkmalen einer akuten Myelofibrose. Die zytoplasmatischen Trübungen sind typisch für einen Megakaryoblasten, aber nicht spezifisch für diese Linie. Zur Betrachtung eines Megakaryoblasten im peripheren Blut dieses Patienten, der diese typischen zytologischen Merkmale nicht aufwies.

Zytochemie:

Kann bei saurer Phosphatase, PAS- und NSE-Färbung positiv ausfallen. Myeloperoxidase- und Sudanschwarz-B-Färbungen sind negativ.

Immunphänotyp:

· Marker für Stammzellen und hämatopoetische Vorläuferzellen - CD34- und HLA-DR- ; eine Besonderheit ist, dass das gemeinsame Leukozytenantigen (CD45) negativ ist

· Marker der Megakaryozytenabstammung - CD41 (Glykoprotein IIb/IIIa) und/oder CD61 (Glykoprotein IIIA) in der Regel positiv. CD36 (Glykoprotein IIIb) ist positiv.

· Marker der myeloischen Abstammung - CD13 und CD33 können positiv sein

Zytogenetik:

Es wurde keine charakteristische zytogenetische Anomalie festgestellt. Bei Säuglingen unter einem Jahr liegt häufig ein t(1;22) vor (19).

Differentialdiagnose:

1. ALL, L1- und L2-Subtypen: Zur Unterscheidung ist möglicherweise eine Immunphänotypisierung erforderlich, zumal eine Retikulinfibrose bei beiden vorkommt.

2. M2 AML: in der Regel in Fällen, in denen die Blasten klein sind und eine Morphologie vom Typ II aufweisen.

3. Akute Panmyelose: Da es sich bei vielen dieser Fälle wahrscheinlich um M7-AML handelt, ist eine Differenzierung möglicherweise nicht möglich.

4. Kleine blauzellige, nicht-hämatologische Tumoren, die ins Knochenmark metastasieren (z. B. kleinzelliger Lungenkrebs, Neuroblastom) - zur Unterscheidung ist eine Immunphänotypisierung erforderlich.

5. In Fällen, in denen die großen, atypischen Megakaryoblasten überwiegen, können auch andere Tumoren (z. B. Karzinome, Sarkome) immunhistochemisch unterschieden werden (19).

Kriterien für die Diagnose einer M7-AML

Blasten 30% der kernhaltigen Zellen im Knochenmark

Blasten, die durch immunologische Marker, ultrastrukturelle Untersuchung oder ultrastrukturelle Zytochemie als Megakaryoblasten nachgewiesen wurden (13).

6.1.4 AKUTE LYMPHOBLASTISCHE LEUKÄMIE

Die akute lymphoblastische Leukämie ist eine Krankheit, die durch eine Mutation in einer lymphatischen Stammzelle der B- oder T-Linie entsteht. Aus der Zelle, die die Mutation trägt, entsteht ein sich ausbreitender Klon von leukämischen Lymphoblasten, die das Knochenmark und die lymphatischen Organe infiltrieren. Die Inzidenz erreicht ihren Höhepunkt in der frühen Kindheit, insbesondere im Alter zwischen 2 und 10 Jahren. Häufige klinische Merkmale sind Blutergüsse, Blässe, Knochenschmerzen, Lymphadenopathie, Hepatomegalie und Splenomegalie. Bei Fällen der T-Linie kann ein Röntgenbild der Brust eine Vergrößerung des Thymus zeigen.

ALL können anhand der Zytologie, des Immunphänotyps oder zytogenetischer und molekulargenetischer Merkmale weiter klassifiziert werden. Eine morphologische Einteilung in die Kategorien L1, L2 und L3 wurde von der FAB-Gruppe vorgeschlagen (13).

Tabelle 6.2 Morphologische Merkmale der ALL-Subtypen

FAB-Kategorie	L1 ALL	L2 ALL	L3 ALL
Größe der Zelle	Überwiegend klein	Groß, heterogen	Groß, homogen
Zellkern-Chromatin	Ziemlich homogen, kann in einigen Zellen verdichtet sein	Heterogenes	Fein gepunktet, homogen
Nukleare Form	Hauptsächlich regelmäßig	Unregelmäßig; Spaltbildung und Einbuchtung häufig	Regelmäßig; oval oder rund
Nukleolus	Nicht sichtbar oder klein und unauffällig	In der Regel sichtbar, oft groß	Gewöhnlich prominent
Menge des Zytoplasmas	Spärliche	Variabel, oft reichlich vorhanden	Mäßig reichlich vorhanden
Zytoplasmatische Basophilie	Leicht bis mäßig	Variabel	Stark
Zyroplasmatische Vakuolisierung	Variabel	Variabel	Oft prominent

6.1.4.1 Akute lymphoblastische Leukämie (ALL) Subtyp L1

Morphologie:

Die Blasten des L1-Subtyps sind klein, oft nicht größer als normale kleine Lymphozyten des peripheren Blutes. Die Zellkerne sind in der Regel rund, können aber auch leicht oval und gekerbt sein, mit leichter Färbung und gleichmäßig verteiltem Kernchromatin. Nukleoli sind häufig nicht sichtbar. Das Zytoplasma ist spärlich und grau bis hellblau gefärbt. Zytoplasmatische Granula sind in der Regel nicht vorhanden, können aber in einigen Fällen, insbesondere bei Philadelphia-Chromosom-positiven

Zellen, sichtbar sein. Die Zelloberfläche kann glatt sein oder feine Membranvorsprünge aufweisen (13).

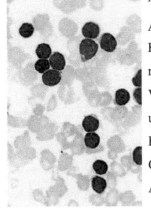

Abb. 6.26 Knochenmarkaspirat bei L1 ALL

Knochenmarkaspirat bei L1 ALL mit kleinen bis mittelgroßen Blasten mit einem hohen Nukleozytoplasma-Verhältnis, einem feinen Chromatinmuster und sehr unauffälligen Nukleoli. Beachten Sie, dass einige der Blasten sehr klein sind und eine gewisse Chromatinkondensation aufweisen - Merkmale, die bei AML nicht zu sehen sind.

Zytochemie:

Die Zytochemie von ALL-Blasten hat seit der Entwicklung von immunphänotypischen und molekularen Diagnosen etwas an Bedeutung verloren. Das Fehlen von Myeloperoxidase und eine positive Periodic Acid Shiff (PAS)-Reaktion für Glykogen lassen jedoch eher auf eine ALL als auf eine AML schließen. In einigen Fällen wird eine unspezifische Esterase (NSE)-Positivität festgestellt. Darüber hinaus deutet die Expression von saurer Phosphatase-Aktivität in den Blastenzellen eher auf eine ALL der T- als der B-Linie hin.

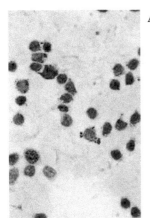

Abb. 2.26 Periodische Säure-Schiff-Färbung in A

Periodische Säure-Schiff-Färbung (PAS) in einem Fall von ALL der B-Linie, der als häufig eingestuft wurde. Die Blockpositivität in der PAS-Färbung ist typisch, aber nicht spezifisch. Die meisten Fälle von ALL im Kindesalter exprimieren CD10 (das gemeinsame ALL-Antigen), und wenn sie nicht auch die zytoplasmatische Kette exprimieren, werden sie als gemeinsame ALL eingestuft.

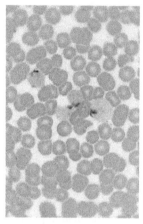

Abb. 2.27 Saure Phosphatase-Reaktion bei ALL der T-Linie

Saure Phosphatase-Reaktion bei ALL der T-Linie mit fokaler Positivität in der Golgi-Zone. Dieses Muster deutet auf eine T-Linie hin, ist aber nicht spezifisch für diese. Der Test ist überflüssig, es sei denn, eine Immunophänotypisierung ist nicht möglich.

Imunophänotypen:

Die Unterscheidung zwischen B- und T-Zellen beruht hauptsächlich auf der Expression von CD19 und CD 79a bzw. CD 7 und CD3 (entweder zytoplasmatisch oder an der Oberfläche) in B- bzw. T-Zellen (16).

B-Zell-ALL, L1 und L2

- Obwohl der Immunphänotyp variiert, sind die meisten cCD79a+, CD19+, CD10+, CD34+ und TdT+, exprimieren aber kein Oberflächen-Immunglobulin (sIg). Zytoplasmatische mu-(μ)-schwere Ketten finden sich im Subtyp der Prä-B-Zellen. Das Fehlen von sIg deutet darauf hin, dass es sich bei ALLEN L1- und L2-Subtypen um eine Proliferation früher B-Zellen vor dem Stadium der unreifen B-Zellen handelt. Das Vorhandensein von sIg in einigen Fällen schließt einen B-Zell-Vorläufer nicht aus, ebenso wenig wie das Vorhandensein der myeloischen Marker CD13 und 33. Allein anhand des immunphänotypischen Profils lassen sich 4 Untergruppen identifizieren:

o **Pro-B-ALL:** CD34+, TdT+, cCD79+ und CD19+ (schlechte Prognose).

o **Common-ALL:** Positiv auf die oben genannten Marker plus CD10-Positivität. Diese

Untergruppe macht 2/3 aller Fälle im Kindesalter aus und stellt eine gute prognostische Untergruppe dar.

o **Prä-B-ALL:** gekennzeichnet durch das Vorhandensein von zytoplasmatischen schweren p-Ketten.

o **B-ALL:** CD19+, sIg+, CD10± (19).

Tabelle 6.2 Immunologische Klassifizierung der ALL der B-Linie

MIC-Klassifizierung

(Alle Kategorien sind in der Regel positiv für HLA-DR und CD19; die entscheidenden Merkmale für jede Kategorie sind fett gedruckt)

Früher B-Vorläufer	TdT+, **CD10-, CyIg-, SmIg-**
Gemeinsame	TdT+, **CD10+, CyIg-, SmIg-**
Pre-B	TdT+, CD10+, **CyIg+, SmIg-**
B	TdT-, CD10 + oder -, CyIg - oder +, **SmIg+**

EGIL-Klassifizierung

(Alle Kategorien sind positiv für CD19 und/oder CD79a und/oder CD22; die meisten Fälle, außer reifem B, sind TdT-positiv)

B-I (pro-B)	CD10-, CyIg-, SmIg-
B-II (allgemein)	CD10+
B-III (vor B)	Cy IgM+
B-IV (reifes B)	Cy oder Sm □ oder □

TdT, terminale Nukleotidyltransferase; Cy, zytoplasmatisch; Sm, Oberflächenmembran; Ig, Immunglobulin

T-Zell-ALL, L1 und L2

- Wie bei der B-Zell-ALL variiert der Immunphänotyp, aber die meisten sind zytoplasmatisch CD3+ (cCD3+), CD7+, TdTt+ und CD34+. Die Expression anderer T-Zell-Marker wie CD3, CD2, CD1a (kortikaler Thymozyten-Marker), CD4 und CD8 ist variabler. Einige haben einen doppelt negativen (CD4-, CD8-) Phänotyp, andere einen doppelt positiven (CD4+, CD8+). Die Klonalität kann durch eine molekulargenetische Analyse nachgewiesen werden. Auf der Grundlage immunphänotypischer Profile werden drei Untergruppen unterschieden:

77

o **Frühe T-ALL:** cCd3+, CD7+, CD5±, CD2±, CD1a-

o **Kortikale T-ALL:** CD1a+, cCD3+, CD7+, sCD3±

o **Reife T-ALL:** sCD3+, CD1a- (19).

Tabelle 6.3 Alternative Klassifikationen der akuten lymphoblastischen Leukämie der T-Linie

MIC-Klassifizierung	
(alle Fälle sind in der Regel TdT- und CD7-positiv)	
Früher Vorläufer T	E-Rezeptor oder CD2-
T	E-Rezeptor oder CD2+
Studiengruppe Pädiatrische Onkologie	
(die Fälle sind im Allgemeinen positiv für CD7, CD2 und CD5 und manchmal für CD38 oder CD71)	
Frühe Thymozyten	CD1-, mCD3-, CD4-, CD8-
Intermediärer oder gewöhnlicher Thymozyt	CD1+, mCD3-, CD4 und CD8 + oder - (normalerweise sind CD4 und CD8 beide positiv)
Reifer Thymozyt	CD1-, mCD3+ (in der Regel CD4- oder CD8-positiv)

Immunphänotypisierung bei einem Fall von gewöhnlicher ALL

Immunphänotypisierung mittels Durchflusszytometrie bei einer gewöhnlichen ALL: Die leukämischen Zellen sind positiv für CD10, CD19 und terminale Desoxynukleotidyltransferase (TdT). Die verbliebenen normalen B-Zellen sind positiv für CD19, aber nicht für CD10 oder TdT. Normale T-Zellreste sind negativ für CD10, CD19 und TdT (13).

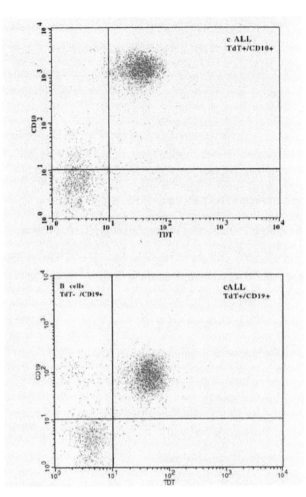

Abb. 2.28

Zytogenetik:

B-Zell-ALL, L1 und L2

· Zu den günstigen zytogenetischen Merkmalen gehören Hyperdiploidie (>50 Chromosomen) und einige Translokationen, z. B. t(10;14) und t(12;21).

· Zu den ungünstigen zytogenetischen Anomalien gehören die meisten anderen, insbesondere Hypodiploidie und Translokationen wie t (9; 22) (Philadelphia-Chromosom) und solche, die den Genort 11q23 betreffen. Die Inzidenz der verschiedenen zytogenetischen Anomalien unterscheidet sich erheblich zwischen

Kindern und Erwachsenen. So wird beispielsweise eine Hyperdiploidie in 25 % der Fälle bei Kindern und nur in 7 % der Fälle bei Erwachsenen festgestellt, und das t(9;22) findet sich nur bei 3 % der Kinder gegenüber 25 % der Erwachsenen(19).

T-Zell-ALL, L1 und L2

· Bei den meisten der bisher identifizierten zytogenetischen Anomalien handelt es sich um Translokationen an den alpha- und delta-T-Zellrezeptor (TCR)-Loci auf Chromosom 14 oder den beta- und gamma-TCR-Loci auf Chromosom 7. Mehrere Partnergene sind beteiligt (z. B. TAL1 auf 1p32, HOX11 auf 10q24)

Hinweis: Die morphologischen, immunphänotypischen, zytogenetischen und zytochemischen Merkmale, die zur Abgrenzung der verschiedenen Subtypen der akuten Leukämie verwendet werden, sind nicht absolut. Es gibt Mischfälle, zu denen nicht nur Fälle mit gemischter Abstammung gehören, sondern auch ungewöhnliche Profile innerhalb derselben Abstammung (19).

6.1.4.2 Akute lymphoblastische Leukämie (ALL) Subtyp L2

Morphologie

Beim L2-Subtyp der ALL ist die Zellgröße variabler, aber in der Regel 1 1/2 bis 2 Mal größer als beim L1-Subtyp. Das Zytoplasma ist reichlicher vorhanden und grau bis blau gefärbt. Zytoplasmatische Vakuolen und Granula sind in der Regel nicht vorhanden. Die Kernkontur ist variabler und weist mehr Einkerbungen auf, und das Kernchromatin ist stärker verklumpt, wobei in der Regel ein oder mehrere markante Nukleoli sichtbar sind. Morphologisch lassen sich die L2-ALL sowie die M0- und M1-AML nur dann unterscheiden, wenn Auer-Stäbchen zu sehen sind (M1) (19).

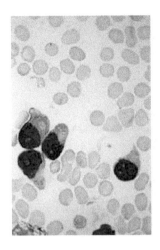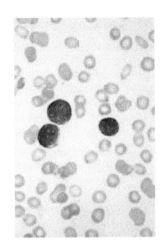

Abb. 6.29 Akute lymphoblastische Leukämie L2

Blutbild einer L2 ALL mit mittelgroßen bis großen pleomorphen Blastenzellen mit reichlich Zytoplasma und auffälligen Nukleoli. Zum Vergleich mit dem Blutbild der L1 ALL siehe das nebenstehende Dia.

Die Unterscheidung zwischen L1- und L2-ALL ist nicht von großer Bedeutung, obwohl Fälle mit guter Prognose im Kindesalter eher in die L1-Kategorie fallen. Fälle von akuter Leukämie mit den zytologischen Merkmalen einer L1 ALL sind fast immer von lymphatischer Abstammung, während die L2 ALL einer M0 oder M1 AML ähneln kann. Immunologische Tests sind daher besonders wichtig, um die lymphoide Abstammung in Fällen mit morphologischen L2-Merkmalen zu bestätigen (13).

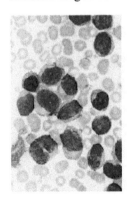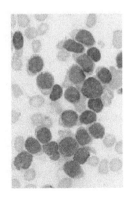

Abb. 6.30 Knochenmarkaspirat bei L2 ALL

Knochenmarkaspirat bei L2 ALL mit großen pleomorphen Blasten mit auffälligen Nukleoli. Zum Vergleich mit einem Knochenmarkaspirat bei M0 AML siehe die nächste Abbildung.

Zytochemie:

Wie beim L1-Subtyp kann die PAS-Färbung positiv sein, aber die Myeloperoxidase- und Sudanschwarz-B-Färbung sind negativ.

Immunphänotyp:

Sowohl beim B- als auch beim T-Zell-Subtyp ist die Phänotypisierung ähnlich wie beim L1-Subtyp. Die sIg-Expression ist beim B-Zell-Subtyp L2 häufiger.

Zytogenetik:

Ähnlich wie der L1-Subtyp in den Untergruppen der B- und T-Zellen.

Hinweis: Die prognostische Bedeutung der L1- gegenüber der L2-Morphologie ist nach wie vor unklar. Die meisten Studien zeigen keinen Unterschied, wenn alle anderen Faktoren gleich sind. Dennoch stellt der L2-Subtyp die Mehrheit der erwachsenen ALLs dar, bei denen die Prognose deutlich schlechter ist (19).

Differentialdiagnose:

Zusätzlich zu den für die L1-ALL aufgeführten Diagnosen gibt es weitere Differentialdiagnosen:

· **Blastische Variante des Mantelzell-Lymphoms**

o Bei dieser Variante ist der Mantelzell-Immunphänotyp (CD19+, CD5+, FMC7+, Cyclin D1+ und CD 23-) zusammen mit der TdT-Negativität und dem zytogenetischen Signaturbefund des t(11;14) erforderlich, um die Unterscheidung zu treffen.

· **Blastische Variante der NK-Zell-Leukämie**

o Das immunphänotypische Profil (CD56+, CD16+, CD2+, cCD3 epsilon +, sCD3-, und das Vorhandensein von zytotoxischen Proteinen (z.B. Perforin, Granzym B) kennzeichnet diesen Subtyp.

- **Blastische Variante der NK/T-Zell-Leukämie**

o Der Immunphänotyp entspricht im Wesentlichen dem des NK-Zell-Subtyps. Der TCR wird nicht exprimiert, obwohl die normalen NK/T-Zellen den NK-Zellmarker CD56 und einen eingeschränkten TCR exprimieren, der Lipide erkennt, die von einem MHC-Klasse-I-ähnlichen CD1d präsentiert werden; sie stammen von einer Untergruppe doppelt positiver (CD4+ und CD8+) thymischer T-Zellen ab.

- **Kleinzelliges Lungenkarzinom und andere kleinzellige Blausäuretumoren nicht hämatologischen Ursprungs mit Beteiligung des Knochenmarks**

o Diese malignen Erkrankungen, insbesondere der kleinzellige Lungenkrebs, können von akuten lymphatischen Leukämien und einigen Subtypen myeloblastischer Leukämien allein durch die Morphologie sehr schwer zu unterscheiden sein. Die Tendenz nicht-hämatologischer bösartiger Zellen, Synzytien zu bilden und als Klumpen in Knochenmarksproben aufzutreten, ist ein wichtiger Befund. Dieses Infiltrationsmuster lässt sich am besten in einer paraffinfixierten Knochenmarksprobe nachweisen. Häufig ist eine Immunhistiochemie erforderlich (z. B. neuronenspezifische Enolase-Positivität bei kleinzelligem Lungenkrebs) (19).

6.1.4.3 Akute lymphoblastische Leukämie (ALL)/Lymphom L3-Subtyp (Burkitt)
Morphologie

Das morphologische Erscheinungsbild der bösartigen Zellen bei L3 ALL/Lymphom (Burkitt-Leukämie/Lymphom) in einer Wright-Giemsa-Färbung ist im Wesentlichen diagnostisch, insbesondere beim klassischen Subtyp. Die Zellen sind von mittlerer Größe, etwa 1 1/2 bis 2 Mal größer als L1 ALL-Zellen, und sie sind ziemlich einheitlich in der Größe. Das Zytoplasma ist stark basophil (blau) und enthält eine variable Anzahl von lipidbeladenen Vakuolen, die mit Ölrot 0 (Neutralfett) positiv gefärbt sind. Die Vakuolen sind häufig in einer Golgi-Verteilung gebündelt. Der Zellkern ist rund bis leicht oval, und das Kernchromatin ist grob, aber gleichmäßig verteilt und etwas verklumpt. Die Nukleoli sind auffällig und meist zahlreich. Auf fixierten Paraffinschnitten von Knochenmark- und Lymphknotenproben zeigt sich ein diffuses

Infiltrationsmuster mit einem "Sternenhimmel"-Erscheinungsbild, das auf die histiozytäre Verschlingung apoptotischer Burkitt-Tumorzellen zurückzuführen ist. Mitosezahlen sind häufig, was die sehr hohe Proliferationsrate widerspiegelt. Ruhende Zellen sind praktisch nicht vorhanden (19).

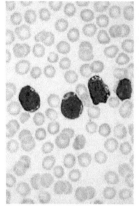

Abb. 31 Akute lymphoblastische Leukämie L3

Blutfilm in L3 ALL mit starker zytoplasmatischer Basophilie und zytoplasmatischer Vakuolisierung. Zum Vergleich mit einem Blutbild von L1 siehe das Bild auf Seite 61.

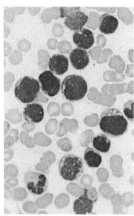

Abb. 6.32 L3 ALL der T-Abstammung

Blutbild eines Falles von L3 ALL, der sehr atypisch ist, da er von T-Zellen abstammt. Die überwiegende Mehrheit der Fälle von L3 ALL hat einen reifen B-Zell-Phänotyp.

Zytochemie:

Die Vakuolen sind Ölrot-O-positiv (was auf neutrales Fett hinweist). Myeloperoxidase und Sudanschwarz-B-Färbung sind negativ.

Immunphänotyp:

Im Gegensatz zu ALL der L1- und L2-Subtypen sind Burkitt-Zellen stark sIg+, gewöhnlich mit IgM. Sie sind CD19+, CD20+, CD10+ und BCL6+, aber TdT- und CD34-, ein Profil, das wichtig ist, um diesen Subtyp von anderen B-Zell-lymphoblastischen Neoplasmen zu unterscheiden.

Zytogenetik:

In nahezu 100 % der Fälle werden Translokationen mit Beteiligung des c-myc-Onkogens gefunden. In den meisten Fällen ist der Genort der schweren Ig-Kette auf Chromosom 14, t(8;14), betroffen, es kann aber auch der Genort der leichten kappa-Kette auf Chromosom 2, t(2;8), oder der Genort der leichten lambda-Kette auf Chromosom 22, t(8;22), betroffen sein.

Differentialdiagnose:

Auch wenn die morphologischen Merkmale des klassischen Burkitt-Lymphoms/der klassischen Burkitt-Leukämie im Wesentlichen diagnostisch sind, sollten Immunphänotyp, Zytogenetik und Mitoserate bestimmt werden.

· **Pleomorphe großzellige Lymphome der B- oder T-Zell-Linie**

o Kann durch Immunphänotyp und Zytogenetik unterschieden werden.

· **L2 ALL sowie M0 und M1 AML:**

o Die Morphologie ist bei diesen Subtypen recht unterschiedlich. Das Chromatin ist stärker verklumpt und die Nukleoli sind weniger zahlreich, das Zytoplasma ist viel weniger basophil und zytoplasmatische Vakuolen sind normalerweise nicht sichtbar. In einigen Fällen sind immunphänotypische und zytogenetische Untersuchungen für die Diagnose erforderlich.

· **Blastische Variante von Mantelzell-, NK- und TNK-Zell-Leukämie/Lymphom**

o Eine Immunphänotypisierung und zytogenetische Untersuchungen können zur Diagnosestellung erforderlich sein.

· **Nicht-hämatologische kleinzellige Blausuchtumoren**

o Die Morphologie allein, insbesondere bei fixierten Knochenmarksbiopsieproben, ist in der Regel für die Diagnose ausreichend. Eine Immunphänotypisierung und zytogenetische Untersuchungen können erforderlich sein (19).

6.1.5 BIPHENOTIPISCHE AKUTE LEUKÄMIE (BAL)

EPIDEMIOLOGIE

Die biphenotypische akute Leukämie (BAL) ist eine seltene Erkrankung. Da erst vor kurzem strenge Diagnosekriterien aufgestellt wurden, ist die genaue Häufigkeit unter den akuten Leukämien ungewiss, obwohl sie wahrscheinlich etwa 5 % aller akuten Leukämien ausmacht. Die BAL kann de novo oder sekundär nach einer früheren zytotoxischen Therapie auftreten. Sie wurde in die WHO-Klassifikation der hämatopoetischen Malignome als akute Leukämie unklarer Abstammung aufgenommen.

KYTOLOGIE

Morphologie Die Morphologie der Blasten in der BAL ist nicht einheitlich. Die Zellen können myeloide Differenzierungsmerkmale wie azurophile Granula oder Auer-Stäbchen aufweisen oder eine lymphoide/undifferenzierte Morphologie haben. Bei den Fällen mit myeloischen Merkmalen sind die häufigsten FAB-Subtypen Ml und M5. In einigen Fällen scheint es zwei Blastenpopulationen zu geben - eine größere Population, die myeloiden Blasten ähnelt, und eine andere mit kleineren, lymphoid erscheinenden Blasten.

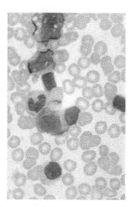

Abb. 6.33 Blutbild bei biphenotypischer akuter Leukämie.

Immunphänotyp Dies ist für die Feststellung der BAL-Diagnose von entscheidender

Bedeutung. Die Blasten exprimieren gleichzeitig myeloische und lymphoide Marker. Die Diagnose basiert auf einem veröffentlichten Scoring-System, das von der Europäischen Gruppe für die immunologische Klassifizierung von Leukämien (EGIL) und der WHO angenommen wurde. Dieses System zielt darauf ab, echte BAL von akuten Leukämien mit abweichender Expression eines Markers einer anderen Abstammungslinie zu unterscheiden. Der Score umfasst die Anzahl und den Grad der Spezifität der von den leukämischen Zellen exprimierten Marker.

Die als am spezifischsten geltenden Marker sind

B-lymphoide Abstammung: CD79a, CD22, zytoplasmatisches Immunglobulin,

T-lymphoide Abstammung: CD3, Anti-TCR und

myeloische Abstammung: Myeloperoxidase durch Zytochemie oder Durchflusszytometrie. Die meisten Fälle weisen frühe hämatopoetische Marker wie CD34 auf.

Anhand des Scores lassen sich vier Gruppen unterscheiden. Die häufigste Gruppe, die 60-70 % der Fälle ausmacht, sind diejenigen, die myeloische und B-Lymphoid-Antigene gemeinsam exprimieren. Seltener exprimieren die Blasten myeloide und T-lymphoide Antigene gemeinsam. Die gleichzeitige Expression von T- und B-Lymphoidmarkern und von Blasten mit trilinearer Differenzierung sind selten (20).

Tabelle 6.4 EGIL-Kriterien für die Diagnose einer biphenotypischen akuten Leukämie

Ergebnis	B-Linie	T-lineage	Myeloid
2	CD79a	CD3 (Cy oder Sm)	MPO
	Cy IgM	Anti-TCR	
	Cy CD22	Anti-TCR	
1	CD19	CD2	CD13
	CD10	CD5	CD33
	CD20	CD8	CDw65
		CD10	
0.5	TdT	TdT	CD14

CD24	CD7	CD15
	CD1a	CD64
		CD117

Wenn sowohl für die myeloische als auch für eine der lymphoiden Linien mehr als 2 Punkte erreicht werden, wird der Fall als biphenotypisch eingestuft (13).

6.2 CHRONISCHE LEUKÄMIE

6.2.1. Myeloische Serien

6.2.1.1 Chronisch-myeloische Leukämie

Die Chromosomen 9 und 22 spielen eine Rolle bei der Bildung des Philadelphia-Chromosoms, das die Grundlage für das Auftreten von CML ist. Bei dieser reziproken Translokation wird der Hauptteil des langen Arms von Chromosom 22 gelöscht und an das distale Ende des langen Arms von Chromosom 9 verlagert. Dies führt zu einem verlängerten Chromosom 9 oder 9q-. Ein kleiner Teil von Chromosom 9 wird dann reziprok auf das gebrochene Ende von 22 oder 22- t (9:22)(q34;q11)) transloziert. Bei diesem molekularen Prozess kommt es zu einer Fusion zwischen dem ABL-Gen auf Chromosom 9 und Sequenzen auf Chromosom 22, so dass die Breakpoint-Cluster-Region (BCR) entsteht, aus der ein chimäres BCR-ABL-Gen hervorgeht. Das BCR-ABL-Hybridgen kodiert für ein 210-kDa-Protein oder p210, das eine erhöhte Tyrosinkinase-Aktivität aufweist. 5, 8 Die Tyrosinkinase-Aktivität ist ein wichtiger Vermittler bei der Regulierung von Stoffwechselwegen, die einen abnormalen Zellzyklus verursachen. Die Aktivierung der Tyrosinkinase-Aktivität kann die Apoptose (den natürlichen Zelltod) in hämatopoetischen Zellen unterdrücken und den Mechanismus für eine übermäßige Zellproduktion liefern (21).

Die Diagnose der CML beruht auf der Untersuchung eines peripheren Blutausstrichs und einer Knochenmarksbiopsie. Der Nachweis eines Ph-Chromosoms durch karyotypische Analyse oder das Vorhandensein der BCR-ABL-Translokation durch Southern-Blot- oder Polymerase-Kettenreaktion (PCR)-Tests bestätigt die Diagnose.

Periphere Blutbefunde - Die einfachste und wichtigste Methode zur Diagnose einer Leukämie ist die Beobachtung der Blutmorphologie im peripheren Blut. Bei der chronischen myeloischen Leukämie ist der zytologische Befund im peripheren Blut eine neutrophile Leukozytose und Basophilie. Die Leukozytose reicht von 20.000/µl bis zu mehr als 500.000/µl, wobei der Mittelwert in den meisten Studien zwischen 134.000 und 225.000/µl liegt. Eine verringerte LAP ist in fast allen Fällen als Frühmanifestation vorhanden.

Die neutrophile Leukozytose umfasst alle Reifungsstadien vom Myeloblasten bis zum segmentierten Neutrophilen. Die Myelozyten und segmentierten Neutrophilen überwiegen in der Regel, und alle neutrophilen Vorstufen erscheinen in der Licht- und Elektronenmikroskopie morphologisch normal. Pelger-Huet-Anomalien können im Spätstadium der Erkrankung auftreten. Die Myeloblasten machen normalerweise nicht mehr als 3 % der gesamten Leukozytenzahl aus. Eine absolute Basophilie ist ausnahmslos vorhanden und von entscheidender Bedeutung. Es kann auch eine Eosinophilie vorhanden sein, die jedoch nicht die diagnostische Bedeutung der Basophilie und der neutrophilen Leukozytose hat.

Die absoluten Lymphozytenzahlen sind variabel, eine Lymphozytose ist jedoch häufig. Eine Thrombozytose liegt in etwa der Hälfte der Fälle vor, gelegentlich über 1.000.000/µl. Thrombozytenzahlen von unter 100.000/µl sind sehr selten. Das Aussehen der Thrombozyten kann variieren, gelegentlich sind sie groß oder haben eine verminderte oder fehlende Granulation.

Megakaryozyten sind im peripheren Blut in etwa einem Viertel der Fälle zu finden. Die meisten Patienten haben eine normochrome/normozytäre Anämie. Wie bei proliferativen, markbasierten Prozessen zu erwarten, ist der Schweregrad der Anämie direkt proportional zum Grad der Leukozytose. In den meisten Fällen ist eine minimale Anisozytose und Poikilozytose mit gelegentlichen kernhaltigen roten Blutkörperchen zu beobachten.

Knochenmarkbefund: Um eine Verwechslung zwischen CML, CMPD und anderen reaktiven Erkrankungen zu vermeiden, muss eine Knochenmarkanalyse durchgeführt werden. Im Knochenmark ist eine deutliche Zunahme der Blutzellen zu beobachten, vor allem der Vorläufer der Neutrophilen, angefangen bei den Myeloblasten bis hin zu den am weitesten ausgereiften segmentierten Neutrophilen. Die Reifungssequenz und die Morphologie in jedem Stadium sind normal, obwohl die relative Zunahme der Myelozyten im peripheren Blut auch im Knochenmark zu beobachten ist. Im Differentialblutbild machen die Myeloblasten in der Regel nicht mehr als 5 % der Knochenmarkselemente aus. Erhöhte Zahlen von Basophilen, Eosinophilen und deren Vorläufern, wie sie im peripheren Blut zu finden sind, sind ebenfalls vorhanden.

Die Megakaryozyten sind typischerweise vermehrt und gelegentlich in Gruppen zusammengeballt. Im Vergleich zu normalen Bedingungen sind die Megakaryozyten bei CML etwas kleiner und gelegentlich sind Mikromegakaryozyten vorhanden. Bei der gewöhnlichen oder granulozytären CML ist die Zahl der Megakaryozyten verringert, normal oder leicht erhöht, während eine deutliche Zunahme der Megakaryozyten als megakaryozytäre CML bezeichnet werden kann.

Die Anzahl der Vorläuferzellen der Erythrozytenreihe kann erhöht, normal oder verringert sein, wobei das Verhältnis von myeloischen zu erythroiden Zellen stets erhöht ist. Es gibt keine einheitliche Verteilung der erythroiden Vorläuferzellen, auch wenn wir in einigen mikroskopischen Feldern einige erythroide Zellen und in anderen zahlreiche Zellen finden.

Zytochemische Methode - Wie bei den zytochemischen Färbemethoden erwähnt, ist die alkalische Phosphatase der Leukozyten hilfreich, um die CML von der leukämischen Reaktion zu unterscheiden.

Zytogenetische Befunde - Da das Knochenmark die Fabrik der Blutzellen ist, wird die Chromosomenanalyse in der Regel am besten anhand des Knochenmarkmaterials durchgeführt, obwohl auch peripheres Blut verwendet werden kann. Eine Translokation zwischen den Chromosomen 9 und 22, im Allgemeinen t(9;22)(q34;q11), bestätigt die Diagnose, und in 5 bis 10 % der Fälle liegt eine Translokationsvariante vor, die zu einer Umlagerung des BCR-Gens führt.

6.2.1.2. Polyzythämie Vera (PV)

Polycythemia Vera ist eine klonale Erkrankung, die durch eine Überproduktion von reifen Erythrozyten, weißen Zellen und Blutplättchen gekennzeichnet ist (4).

Befunde des peripheren Blutes und des Knochenmarks- Bei PV zeigt das Knochenmarkbild eine normoblastische erythroide Proliferation und eine erhöhte Anzahl normozytärer, normochromer Erythrozyten im peripheren Blut. Die Retikulozytenzahl ist in der Regel normal oder leicht erhöht. Das periphere Blutbild zeigt eine Neutrophilie mit einer "Linksverschiebung", und Basophilie ist häufig. Zu Beginn der Erkrankung sind die Erythrozytenzahl, das Hämoglobin und der Hämatokrit erhöht. Die Erythrozytenverteilungsbreite (RDW) ist tendenziell höher als normal. Die Granulozyten- und Thrombozytenzahl ist erhöht. Der Wert der leukozytären alkalischen Phosphatase (LAP) ist in der Regel erhöht. Die Thrombozytenzahlen sind erhöht und weisen eine abnorme Morphologie und Funktion auf.

Unreife Vorläufer der Erythrozyten und roten Blutkörperchen sind im peripheren Blut zu finden und weisen eine ausgeprägte Morphologie auf. Es entwickeln sich Mikrozyten, Elliptozyten und Dacryozyten (Tränenzellen).

Bei der Differenzialdiagnose der PV ist es wichtig, zwischen sekundärer und relativer Erythrozytose zu unterscheiden. Bei der sekundären Erythrozytose handelt es sich um eine Zunahme der Erythrozytenmasse (RCM) ohne Anzeichen von Veränderungen in den anderen Zelllinien. Die relative Erythrozytose ist auf Dehydratation und Hämokonzentration zurückzuführen, die durch Verbrennungen, Flüssigkeitsverlust usw. verursacht werden können. Erhöhte Hämatokrit- und Hämoglobinwerte sind das Ergebnis einer hohen Erythrozytenzahl und eines niedrigen Plasmavolumens.

Nach den Diagnosekriterien der National Polycythemia Vera Study Group (PVSG) liegt eine PV vor, wenn ein Patient alle Haupt- oder Primärkriterien (erhöhter Hämatokrit oder RCM, normale arterielle Sauerstoffsättigung und Splenomegalie) oder zusammen mit den Sekundär- oder Nebenkriterien (Thrombozytose, Leukozytose, erhöhte LAP und erhöhtes Serum B12) aufweist. Es gibt keine konsistente oder eindeutige zytogenetische Anomalie, die mit dieser Erkrankung assoziiert ist (4).

6.2.1.3 Essentielle Thrombozythämie (ET)

Die ET ist durch eine klonale Vermehrung von Megakaryozyten im Knochenmark gekennzeichnet.

Befunde des peripheren Blutes und des Knochenmarks - Eine erhöhte Thrombozytenzahl, die in der Regel über 1 Million liegt, ist charakteristisch für ET. Die Morphologie der Blutplättchen zeigt eine Anisozytose, die von kleinen bis zu großen Formen reicht. Das periphere Blut kann eine Leukozytose mit gelegentlich unreifen Zellen (Myelozyten und Metamyelozyten), Erythrozytose und eine leichte normozytäre, normochrome Anämie aufweisen. Es kann eine leichte Basophilie und Eosinophilie festgestellt werden. Das Knochenmark weist eine Zunahme der Zellzahl auf. Das auffälligste Merkmal ist die megakaryozytäre Hyperplasie. Häufig sind riesige Megakaryozyten und Megakaryozyten-Cluster zu sehen. Die Megakaryozyten haben ungewöhnlich viel, reifes Zytoplasma und hyperlobulierte Kerne (4).

Die Unterscheidung der ET von der reaktiven Thrombozytose und anderen myeloproliferativen Erkrankungen ist für eine genaue ET-Diagnose unerlässlich, auch wenn sie eine Herausforderung darstellt. Die sekundäre oder reaktive Thrombozytose wird mit vielen akuten und chronischen Infektionen in Verbindung gebracht. Bei reaktiver Thrombozytose liegt die Thrombozytenzahl unter 1 Million und ist vorübergehend. Leukozyten und Erythrozyten sind normal. Die Thrombozytenfunktion ist normal. Zu den diagnostischen Voraussetzungen für ET gehören eine normale Erythrozytenmasse (erhöht bei PV), ein Hämoglobin von weniger als 13 g/dL (erhöht bei PV), das Fehlen des Philadelphia-Chromosoms (assoziiert mit CML) und das Fehlen von tränenförmigen Erythrozyten. Es gibt keine charakteristischen zytogenetischen oder molekularen Anomalien, die mit ET assoziiert sind oder die Diagnose für Patienten mit ET festlegen.

6.2.2 Lymphoide Serien

6.2.2.1. Chronische lymphatische Leukämie

Die Diagnose einer CLL erfordert den Nachweis einer Lymphozytose von mindestens 10×10^9 /L und einer lymphozytären Infiltration im Knochenmark von mindestens 40 % (10).

Morphologisch gesehen sind die Lymphozyten im Blutfilm klein und zeigen wenig Zytoplasma und ein charakteristisches Muster der Verklumpung des Kernchromatins. Der Nukleolus ist nicht vorhanden oder unsichtbar, und in einigen wenigen normalen T-Zellen können azurophile Granula vorhanden sein. Die Anzahl der Zellen im Ausstrich, die mit der Anzahl der Leukozyten korreliert, ist von diagnostischem Wert. Ein Anteil von Prolymphozyten (1-5%) ist fast immer bei einer Zellzahl von 30 X□10^9 /L zu sehen. Liegt der Anteil der Prolymphozyten über 10 %, handelt es sich um eine als CLL/PL bezeichnete Variante. Wie von der französisch-amerikanisch-britischen Gruppe (FAB) berichtet, weisen einige Patienten ein gemischtes Muster aus kleinen und großen Zellen auf, andere haben lymphoplasmazytoide Merkmale oder sogar Zellen mit Kernspalten.

Nach der Untersuchung des peripheren Blutes ist die Untersuchung des Knochenmarks der nächste wichtige Test bei CLL. Aspirate sind nützlich, um die Zellmorphologie zu bestätigen, die Resthämatopoese zu beurteilen und etwaige myelodysplastische Merkmale festzustellen (bei stark behandelten Patienten (10)

Peripheres Blut - In der Regel werden im Blutfilm normale und/oder kleine bis mittelgroße Lymphozyten mit verklumptem Chromatin und unauffälligen Nukleoli beobachtet. Die Zellen sind in ihren Merkmalen einheitlicher als normale Lymphozyten im peripheren Blut. Die Umrisse der Kerne und des Zytoplasmas sind im Allgemeinen regelmäßig, obwohl einige Fälle etwas eingedrückte Kerne aufweisen. Das Zytoplasma ist schwach basophil und enthält manchmal kleine Vakuolen und gelegentlich auch Kristalle. Aufgebrochene Lymphozyten ("Korb"- oder "Smudge"-Zellen) sind im Blutausstrich häufig zu sehen, und die Anzahl dieser Zellen nimmt mit der Lymphozytenzahl zu. Die Zellmorphologie kann variieren: Einige Zellen sind Prolymphozyten, andere sind größer und haben viel Zytoplasma, und einige sind plasmoid (Zellen mit gespaltenen Kernen). Das Vorhandensein von bis zu 10 % Prolymphozyten ist mit der Diagnose einer CLL vereinbar (1). Bei der klassischen CLL sind mehr als 90 % der Zellen klein, und wenn 11 bis 54 % der Zellen Prolymphozyten sind, spricht man von CLL/PL. Wenn mehr als 15 % der Lymphozyten plasmoide Zellen oder weniger als 10 % Prolymphozyten sind, spricht man von einer atypischen

CLL. Etwa 80 % der Patienten haben eine klassische CLL, 20 % eine CLL/PL oder eine atypische CLL. Wenn mehr als 55 % der Zellen Prolymphozyten sind, hat der Patient eine prolymphozytäre Leukämie (11)

Knochenmark und Lymphknoten - Das Knochenmark ist als Folge einer Lymphozyteninfiltration ähnlich wie das periphere Blut hyperzellulär (1). Die Infiltration kann interstitiell, nodulär, gemischt (nodulär und interstitiell) oder diffus sein, wobei gemischt am häufigsten und nodulär am seltensten vorkommt. Der Befall des Knochenmarks ist sporadisch und steht im Gegensatz zu den follikulären Lymphomen, bei denen ein paratrabekulärer Befall die Regel ist. Im Gegensatz zum Knochenmark ist der Befall der Lymphknoten diffus. Proliferationszentren mit Prolymphozyten und Paraimmunoblasten sind sowohl im Knochenmark als auch in den Lymphknoten häufig zu finden.

Immunphänotypisierung - **Die** Ursache der CLL wird allgemein in der malignen Transformation eines einzelnen B-Lymphozyten und seiner anschließenden klonalen Expansion gesehen. Der Anteil der T-Zellen an der Entstehung der CLL ist nicht größer als 1 %. Die Leukämie des T-Zell-Ursprungs wird eher als kleinzellige Variante der prolymphozytären T-Zell-Leukämie und nicht als T-Zell-CLL eingestuft. Elektronenmikroskopisch betrachtet haben diese Zellen Nukleoli und enthalten wie die prolymphozytäre T-Zell-Leukämie Anomalien der Chromosomen 14 und 8 und exprimieren stark CD7.

Verschiedene zelluläre Marker, die auf B-Zellen vorhanden sind, sind für die Diagnose und die Unterscheidung von anderen Erkrankungen nützlich. CLL-Zellen exprimieren SmIg nur schwach; die am häufigsten exprimierte schwere Kette ist Immunglobulin (Ig) M, mit oder ohne IgD. Die Zellen sind positiv für pan-B McAb wie CD19, CD20, CD24, CD43, CD79a und HLA-DR. CD43 ist nützlich, um CLL von Non-Hodgkin-Lymphomen (NHL) zu unterscheiden. Darüber hinaus weisen die Zellen eine klonale Leichtkettenrestriktion und sIgD auf und sind CD23+ und CD10 -. Diese B-Zellen sind auch CD27+, was darauf hindeutet, dass es sich um Gedächtnis-B-Zellen handelt. Alternativ könnte das Vorhandensein von CD27 zusätzlich zu CD5 und CD23 die aktivierte Natur der CLL-Zellen widerspiegeln, da diese Marker alle mit der zellulären Aktivierung zunehmen. Bei der Immunphänotypisierung von CLL wird empfohlen, fünf zelluläre Marker zu identifizieren, um CLL von anderen B-Zell-Malignitäten zu unterscheiden. Eine typische CLL sollte Oberflächen-Ig (schwach), CD5 +, CD23 -, CD79b/CD22 (schwach) und FMC7 - aufweisen. Bei Patienten mit CLL im Frühstadium kann die Bestätigung der Klonalität durch den Nachweis der Leichtkettenrestriktion erleichtert werden, indem die Kand ^-Expression nur auf CD5-positiven B-Zellen analysiert wird. Die Immunphänotypisierung von peripheren Blutzellen zeigt, dass die absolute Zahl der T-Zellen, insbesondere der CD8-positiven T-Zellen, erhöht ist (1, 11).

Zytogenetik und Molekulargenetik - Die molekulargenetische Analyse hat gezeigt, dass CLL entweder aus einer Mutation in einer naiven B-Zelle mit nicht mutierten VH-Genen oder aus einer Gedächtnis-B-Zelle nach dem Keimzentrum mit mutierten VH-Genen entstehen kann.

Die charakteristischsten Anomalien sind Deletionen oder Rearrangements mit einem Bruchpunkt 13q14 (50-60% der Fälle) und del(11)(q22-23) (20% der Fälle). Weniger häufig sind Trisomie 12 (10-20 % der Fälle), del(17)(p13) (10 % der Fälle) und del(6)(q21) (5-6 % der Fälle).

Chromosomenanomalien sind manchmal komplex. Es besteht eine negative Korrelation zwischen dem Vorhandensein von Trisomie 12 und dem Vorhandensein von 13q14-Anomalien, was darauf schließen lässt, dass diese karyotypischen Anomalien mit zwei unabhängigen leukämogenen Mechanismen verbunden sind. Trisomie 12, del(11q) und 13q14-Rearrangements können durch konventionelle zytogenetische Analysen und durch FISH nachgewiesen werden. FISH ist auch für den Nachweis von del(6q) und del(17q) geeignet. FISH-Techniken sind empfindlicher als die konventionelle zytogenetische Analyse und sind bei CLL die Techniken der Wahl. FISH weist manchmal nach, dass die zytogenetische Anomalie nur in einem Subklon vorhanden ist, und kann unterschiedliche zytogenetische Anomalien in Subklonen zeigen. Es wurde eine gewisse Korrelation zwischen Karyotyp und Immunphänotyp beobachtet. Fälle mit Trisomie 12 exprimieren mit größerer Wahrscheinlichkeit FMC7 und zeigen eine starke Expression von SmIg. Bei Fällen mit einem komplexen Karyotyp ist die Wahrscheinlichkeit, dass FMC7 exprimiert wird, ebenfalls größer.

6.2.2.2. Haarzell-Leukämie

Ähnlich wie die CLL ist die Haarzellenleukämie (HCL) eine chronische lymphoproliferative Erkrankung der B-Linie, die in der Regel mit Splenomegalie auftritt und charakteristische zytologische, histologische und immunphänotypische Merkmale aufweist. Es besteht eine Panzytopenie und eine Infiltration des Knochenmarks mit Lymphozyten, die unregelmäßige zytoplasmatische Projektionen aufweisen, wenn sie im peripheren Blut nachgewiesen werden (1, 11).

Morphologische und zytologische Merkmale - Bei HCL gibt es keine übliche Leukozytose im peripheren Blut; bei vielen Patienten liegt sogar eine Panzytopenie vor, die mit einer schweren Monozytopenie einhergeht. Einige Patienten haben makrozytäre Erythrozyten. Eine Minderheit hat eine hohe Anzahl weißer Blutkörperchen mit einer größeren Anzahl zirkulierender Haarzellen. Haarige Zellen sind größer als normale Lymphozyten oder CLL-Lymphozyten.

HCLs haben ein mäßig reichhaltiges, schwach basophiles Zytoplasma mit unregelmäßigen "haarigen" Fortsätzen und folglich eine undefinierte Zellkontur. Das Zytoplasma kann azurophile Granula oder stäbchenförmige Einschlüsse enthalten. Der Zellkern ist exzentrisch, rund, oval, hantel- oder nierenförmig. Das Kernchromatin hat ein fein verteiltes Muster und die Nukleoli sind unauffällig, klein und meist einzeln.

Das Knochenmark ist aufgrund der Fibrose in der Regel schwer zu aspirieren, aber wenn es aspiriert werden kann, sind die haarigen Zellen relativ zahlreicher als im Blut. Es kann zu einer großzelligen Transformation kommen, am häufigsten in abdominalen Lymphknoten. Große Zellen können dann im Knochenmark zu finden sein.

Immunphänotyp - Haarzellen weisen in der Durchflusszytometrie eine ausgeprägte Lichtstreuung auf; die Vorwärtslichtstreuung ist in der Regel höher als bei anderen chronischen lymphoproliferativen Erkrankungen, und auch die seitliche Lichtstreuung kann hoch sein. Die B-Linien-assoziierten Antigene CD19, CD20, CD22 und CD79a werden exprimiert, da sie von B-Zellen abstammen. Die Expression von CD22 ist stark. CD79b ist bei etwa einem Viertel der Patienten positiv. SmIg wird mäßig stark oder stark exprimiert, wobei einige Fälle auch zytoplasmatisches Immunglobulin (cIg) aufweisen. SmIg ist IgM und manchmal auch IgD, IgG oder IgA. CD5, CD10 und CD23 sind negativ. FMC7 ist positiv, ebenso wie CD25, das den Interleukin (IL)2-Rezeptor darstellt und ein Marker für aktivierte T- und B-Zellen ist. CD11c ist in der Regel positiv und wird charakteristischerweise stark exprimiert.

Neben der Expression von immunphänotypischen Markern, die mit der B-Linie assoziiert sind, gibt es mehrere Marker, die eine gewisse Spezifität für Haarzellen aufweisen; dazu gehören HC2, CD103 und, in geringerem Maße, DBA44. Die Durchflusszytometrie ist ein sehr empfindliches Verfahren für den Nachweis von Haarzellen, und es können bis zu 1 % der Zellen nachgewiesen werden. Bei der Durchflusszytometrie wird die Identifizierung einer kleinen Anzahl von haarigen Zellen durch einen Vergleich der seitlichen Lichtstreuung und der CD45-Expression unterstützt; haarige Zellen erscheinen als eine diskrete Zellpopulation, die CD45 stärker exprimiert als normale Lymphozyten oder Non-Hodgkin-Lymphomzellen.

Zytogenetik und Molekulargenetik - Es wurde eine Vielzahl von zytogenetischen Anomalien beobachtet, darunter Trisomie 5, Trisomie 6, Monosomie 10, Monosomie 17, Monosomie oder Trisomie 12, del(6q) und, am häufigsten, Translokationen mit einem 14q32-Bruchpunkt (aus dem sowohl 14q als auch 14q hervorgehen).

KAPITEL 7. SCHLUSSFOLGERUNG

Die korrekte Identifizierung und Diagnose von Leukämie ist keine leichte Aufgabe. Dafür gibt es verschiedene Gründe, darunter die Unberechenbarkeit der Krankheit. Da es sich bei Leukämie um eine bösartige Erkrankung handelt, verläuft die Blutbildung zufällig, so dass es nicht zu einer einheitlichen klonalen Vermehrung von Blutzellen kommt. Die zelluläre Zusammensetzung, einschließlich der Gene und Chromosomen, verändert sich aufgrund von Mutationen wie Deletionen, Translokationen, Inversionen usw. zufällig. Die Veränderung der zellulären Bestandteile aufgrund von Chromosomenaberrationen hat wiederum dazu geführt, dass es problematisch ist, eine einzige Diagnosemethode für den Nachweis einer Störung zu verwenden, so dass die Anwendung einer Kombination von Techniken unumgänglich wurde. Dies ist der konzeptionelle Grund, warum die Immunphänotypisierung nur dann zuverlässig ist, wenn die Multicolor-Durchflusszytometrie eingesetzt wird.

Die klassischen Methoden zur Identifizierung von Leukämie sind bis heute sehr wichtig. Die morphologische Diagnose und Klassifizierung ist nach wie vor der unbestrittene Standard für die Untersuchung von Patienten mit hämatopoetischen Malignomen (11). Diese Informationen zeigen uns, dass ein ausgezeichnetes Verständnis der normalen Hämatopoese die Grundlage für ein angemessenes Patientenmanagement ist. Laborpersonal, das mit dem Wissen über die normale Blutbildung ausgestattet ist, kann leicht verstehen und erkennen, wo die Probleme bei der Leukämiediagnose liegen. Daher sollten die Ausbildungsstätten in der Lage sein, den Studenten die entsprechenden Fähigkeiten und Kenntnisse zu vermitteln.

KAPITEL 8. EMPFEHLUNG

Die Identifizierung von Leukämie im akuten Stadium ist ein weltweites Problem für die Labors. Dies liegt daran, dass zelluläre Differenzierungsmerkmale wie Granulatbildungen bei allen Zelllinien fehlen, so dass eine Klassifizierung als Myeloblast, Monoblast, Erythroblast oder Lymphoblast nur schwer möglich ist. Die morphologische Identifizierung der verschiedenen Blasten sollte durch andere Techniken wie die Immunphänotypisierung unterstützt werden. Obwohl es schwierig ist, genau zu wissen, in welchem Vorläuferstadium die Zelle spezifische Marker entwickelt, entwickeln sich die meisten stammesgeschichtlichen Marker im Blastenstadium. Daher ist die Immunphänotypisierung für die Blastenklassifizierung bei akuter Leukämie besser geeignet als zytochemische Methoden. Allerdings sollte es sich dabei um einen Multicolor-Typ handeln, da die Identifizierung von Blasten mit wenigen monoklonalen Antikörpern fehleranfällig ist. Die Empfehlung eines zytogenetischen Tests als unterstützende Technik für die Patientendiagnose ist zum jetzigen Zeitpunkt nicht hilfreich und anwendbar, da die Laborkapazitäten noch nicht ausgereift sind. Forschungs-, Überweisungs- und Ausbildungslabors müssen jedoch Vorreiter für die moderne Technologie sein.

Andererseits erfordert die Einrichtung von Labors auf immunologischer und zytogenetischer Ebene in den peripheren Gesundheitseinrichtungen unerschwingliche Geldbeträge, hochentwickelte Einrichtungen und hochqualifiziertes Personal. Solche Probleme können durch einen systematischen Ansatz gelöst werden, bei dem die Organisation zunächst im Zentrum oder in der Referenzeinrichtung erfolgt und dann je nach Kapazität des Landes auf die regionalen und peripheren Labors ausgeweitet wird. Bis dahin ist es jedoch wichtig, sich auf die einfachste Methode wie die morphologische Untersuchung zu konzentrieren. Aus diesem Grund empfehlen wir, für die Diagnose von Leukämie ausreichend sachkundiges und qualifiziertes Personal einzustellen und an verschiedenen Orten des Landes hämatologische Labors einzurichten, um eine genaue Diagnose und Klassifizierung, Subtypisierung und Einteilung von Leukämie zu ermöglichen und so die Gesundheitsversorgung von Patienten mit Blutkrankheiten, insbesondere mit Leukämie, zu unterstützen.

REFERENZEN

1. Bain JB. Leukämie-Diagnose. 3rd ed. St. Mary Hospital (London); Blachwell publishers; 2003

2. Joseph JM. Handbuch der klinischen Hämatologie. 3rd ed. Lippincott Williams und Wilkis; 2002

3. WHO. Pathologie und Genetik: Tumors of Hematopoietic and Lymphoid tissue (Tumoren des hämatopoetischen und lymphatischen Gewebes) International Agency for Research on Cancer (IARC) Press; 2001.

4. Cielsa B. Hämatologie in der Praxis. Baltimore (Maryland); F.A. Devis company; 2007

5. Hoffman R, et al. Hämatologie: Grundprinzipien und Praxis. 5th ed. PA (Philadelphia); Churchil Livingston; 2008

6. Kjeldsberg C. Practical diagnosis of Hematologic disorders; 3rd ed. ACS press; 2000

7. Robert SH, KennethA, Henery MR. Hämatologie in der klinischen Praxis. 4th ed. McGraw Hill; 2005

8. Bell A, Sallah S. The morphology of Human blood cells. 7th . ed. Abbot. 2005.

9. Lichman MA, Beuler E, Kipps JJ, Seligsohin U, Kaushanskyk K, Prchal JT. Williams Hämatologie. 7th ed. McGraw-Hill Comp; 2007.

10. Hoffbrand AV, Catovsky D, Tuddenham E. Postgraduate Hematology. 5th ed. Blackwell Verlag; 2005

11. GreerJP, Foereter J, Lukens JN. Wintrobe's Klinische Hämatologie. 11th ed.Lippincott Williams and Wilkins publisher; Dec. 2003.

12. Lewis SM, Bain BJ, Bates I. Dacie and lewis: Practical Hematology 10th ed. PA (Philadelphia); Churchil Livingston Elsevier; 2006.

13. Barbara J. B. Interaktive Hämatologie-Bilddatenbank; Blackwell Science; 2003

14. Amerikanische Krebsgesellschaft. Was ist akute myeloische Leukämie? 2009.

URL : http : //www.cancer.org/docroot/NWS/RssAtom .xml

15. Ohshima T, Takeuchi J, Rinsho B. Morphologische und immunologische Klassifizierung und Ansprechen auf Chemotherapie bei erwachsenen Patienten mit akuten Leukämien 1990 Jun; 38(6):675-82

16. Zucker F.D., Grossi C.E., Herausgeber. Atlas der Blutzellen - Funktion und Pathologie. 3rd edition , Edi. Ermes s.r.l.-Milano ; 2003

17. Klassifikation der Weltgesundheitsorganisation für neoplastische Erkrankungen der hämatopoetischen und lymphoiden Gewebe: Amerikanische Zeitschrift für Chirurgische Pathologie, 1997, 21(1): 114-121

18. Barbara J.B. Leukämie-Diagnose. 3rd edition. Blackwell Verlag, 2003.

19. Barbara J. Bain. Interaktive Hämatologie-Bilddatenbank: With Self Assessment, 2. Auflage. Wiley-Blackwell, 2014.

20. Killick SB, Matutes E. Biphenotypische akute Leukämie (BAL). Atlas Genet Cytogenet Oncol Haematol. Oktober 2001. URL: http://AtlasGeneticsOncology.org/Anomalies/BiphenoALID1214.html

21. Gribben J, Provan D. Molekulare Hämatologie. 2nd ed. Blackwell Verlag; 2005.

ANHANG

REAGENZIEN UND METHODEN BEI LEUKÄMIE

I. CYTOCHEMISTRY

1. SUDAN SCHWARZ

Reagenzien

- *Fixiermittel.* 40%ige Formaldehyd-Lösung

- *Färbung.* SBB (Sigma Nr. S 2380) 0,3 g in 100 ml absolutem Ethanol

- *Phenol-Puffer.* 16 g kristallines Phenol in 30 ml absolutem Ethanol auflösen. Zu 100 ml hinzufügen

destilliertes Wasser, in dem 0,3 g Na_2 HPO_4 .12H $_2O_2$ gelöst sind.

- *Arbeitsfärbelösung.* 40 ml Puffer zu 60 ml SBB-Lösung hinzufügen

- *Gegenfärbung.* May-Grunwald-Giesma- oder Leishman-Färbung

Methode

1. Fixieren Sie luftgetrocknete Ausstriche wie folgt in Formalin-Dampf. Legen Sie ein kleines Quadrat aus Filterpapier auf den Boden eines Coplin-Glases. Geben Sie 2 Tropfen 40%iges Formalin hinzu, setzen Sie den Deckel auf und lassen Sie es 15 Minuten lang verdampfen. Legen Sie die Objektträger in das Coplin-Glas und schließen Sie den Deckel. Nach 5-10 Minuten nehmen Sie die Objektträger heraus und stellen sie 15 Minuten lang zum "Auswaschen an der Luft" auf.

2. Tauchen Sie die Objektträger in einem verschlossenen Coplin-Gefäß 1 Stunde lang in die Arbeitsfärbelösung ein.

3. Übertragen Sie die Objektträger auf ein Färbegestell und fluten Sie sie sofort mit 70%igem Alkohol. Nach 30 Sekunden kippen Sie den 70%igen Alkohol ab und überfluten ihn erneut für 30 Sekunden. Diesen Vorgang insgesamt dreimal wiederholen.

4. Unter leicht fließendem Leitungswasser abspülen und an der Luft trocknen lassen.

5. Gegenfärbung ohne weitere Fixierung mit Leishman-Färbung oder May-Grunwald-Giemsa

2. NAPHTOL AS-D

Reagenzien

- *Fixiermittel*. Gepuffertes formales Aceton).

- *Fixiermittel*. Gepuffertes formales Aceton).

Naphthol-AS-D-Chloracetat-Substratlösung. 0,1 g Naphthol-AS-D-Chloracetat (Sigma N-0758) in 40 ml N,N-Dimethylformamid (Sigma D-4254) auflösen.

Gekühlt aufbewahren

- *Arbeitssubstratlösung*. 2 ml der Naphthol-AS-D-Chloracetat-Stammlösung werden in 38 ml 66 mmol/l Phosphatpuffer pH 7,4 gegeben. Gut mischen. 0,4 ml frisch zubereitetes hexazotiertes Neufuchsin zugeben. Gut mischen.

- *Kupplungsreagenz*

- Hexazotiertes Neues Fuchsin. 4 g New Fuchsin werden in 100 ml 2N HCl gelöst.

- Natriumnitritlösung 0,3 mol/l. 2,1 g Natriumnitrit ($NaNO_2$) werden in 100 ml Wasser aufgelöst.

- Unmittelbar vor der Verwendung 0,2 ml des hexazotierten Neuen Fuchsins zu 0,4 ml Natriumnitrit geben, gut mischen und 1 Minute stehen lassen, bevor es zur Substratlösung hinzugefügt wird

- *Gegenfärbung*. Wässriges Hämatoxylin

Methode

- luftgetrocknete Abstriche in kalt gepuffertem Formalin-Aceton für 30 Sekunden

- Unter leicht fließendem Leitungswasser abspülen und an der Luft trocknen lassen

- Tauchen Sie die Objektträger 5 Minuten lang in die Arbeitssubstratlösung in einem Coplin-Glas ein.

- Unter fließendem Leitungswasser abspülen und an der Luft trocknen lassen

- Gegenfärbung in wässrigem Hämatoxylin für 1 Minute

- Blau unter fließendem Leitungswasser 1 Minute lang und an der Luft trocknen lassen.

3. ALPHA-NAPHTOL-BUTYRAT

Reagenzien

- *Fixiermittel.* Gepuffertes Formalin, Aceton
- *Puffer.* 100 mmol/l Phosphatpuffer (Sorensen's) pH 8,0.

- *Substrat-Stammlösung.* a-Naphthylbutyrat (Sigma N-8125) 100 pl in 5 ml Aceton.

Die Lösung sollte bei -20°C gelagert werden und ist mindestens 2 Monate haltbar.

- *Kupplungsreagenz.* Schnelles Granat GBC (Sigma F 8761) 15 mg.

- *Gegenfärbung.* Wässriges Hämatoxylin

Methode

- Luftgetrocknete Ausstriche 30 Sekunden lang in gepuffertem Formalin-Aceton fixieren. Unter leicht fließendem Leitungswasser abspülen und an der Luft trocknen lassen.

- den Fast Garnet GBC in 50 ml Puffer geben und gut mischen

- 0,5 ml der α-Naphthylbutyrat/Aceton-Lösung zugeben und gut mischen.

- Das Inkubationsmedium in ein Coplin-Glas mit den fixierten Objektträgern gießen und 20-40 Minuten inkubieren.

- Spülen Sie das Coplin-Glas gründlich mit Leitungswasser aus, bis es klar ist.

- trocknen und in wässrigem Hämatoxylin 1-5 Minuten lang gegenfärben

4. PERIDINSÄURESHIFF

Reagenzien

- *Fixiermittel. Methanol*

- *Periodische Säure.* HIO_4 .$2H2O$, 10 g/l in destilliertem Wasser.

- *Schiffsches Reagenz.* 5 g basisches Fuchsin in 500 ml heißem destilliertem Wasser auflösen. Nach dem Abkühlen filtrieren. 1-12 Stunden im Abzug mit SO_2 Gas sättigen. Mit 2 g Aktivkohle in einem Erlenmeyerkolben im Abzug 1 Minute lang kräftig schütteln und sofort durch ein großes Whatman-Filter Nr. 1 in eine dunkle Flasche filtrieren. Das Reagenz ist bei Raumtemperatur und dunkler Lagerung 6 Monate haltbar.

- *Gegenfärbung.* Wässriges Hämatoxylin

Methode

- Filme für 15 Minuten in Methanol

- Unter leicht fließendem Leitungswasser abspülen und an der Luft trocknen lassen

- Bei Bedarf werden die fixierten Kontrollfilme 20-60 Minuten lang bei Raumtemperatur mit Diastase (100 mg in 100 ml 0,9 g/l NaCl) aufgeschlossen.

- Objektträger 10 Minuten lang mit 1%iger Periodensäure fluten

- 10 Minuten unter fließendem Leitungswasser abspülen und an der Luft trocknen lassen

- 30 Minuten lang in einem Coplin-Glas mit Deckel in Schiff's Reagenz eintauchen (das Schiff'sche Reagenz kann in die Vorratsflasche zurückgegeben werden)

- 10 Minuten unter fließendem Leitungswasser abspülen und an der Luft trocknen lassen

- Gegenfärbung in wässrigem Hämatoxylin für 5-10 Minuten.

5. LEUKOZYTÄRE ALKALISCHE PHOSPHATASE

Reagenzien

- *Fixiermittel.* 4% Formalin-Methanol. 10 ml 40%iges Formalin zu 90 ml Methanol geben. Bei -20°C oder im Gefrierfach eines Kühlschranks aufbewahren. Nach 2 Wochen verwerfen.

- *Substrat.* Naphthol-AS-Phosphat (Sigma N-5625). Im Gefrierschrank aufbewahren.

- *Puffer.* 0,2 mol/l Tris-Puffer pH 9,0

- *Substrat-Stammlösung.* 30 mg Naphthol-AS-Phosphat in 0,5 ml N,N-Dimethylformamid (Sigma D-4551) auflösen. 100 ml 0,2 mol/l Tris-Puffer, pH 9,1, hinzufügen.

Im Kühlschrank bei 2-4°C aufbewahren. Die Lösung ist für mehrere Monate stabil

- *Kupplungs-Azofarbstoff.* Fast Blue BB Salz (Sigma F-0250). Im Gefrierschrank aufbewahren

- *Gegenfärbung.* Neutralrot, 0,02%ige wässrige Lösung

Methode

- Fixieren Sie frisch hergestellte, luftgetrocknete Blutfilme 30 Sekunden lang in kaltem 4%igem Formalin-Methanol

- Mit Leitungswasser abspülen und an der Luft trocknen lassen.

- Bereiten Sie die Arbeitssubstratlösung vor, indem Sie 40 ml der Substrat-Stammlösung auf Raumtemperatur erwärmen lassen. 24 mg Fast Blue BB zugeben und gründlich mischen, bis es sich aufgelöst hat. Objektträger für 15 Minuten inkubieren.

- In Leitungswasser waschen und an der Luft trocknen lassen.

- Gegenfärbung für 3 min in 0,02%igem wässrigem Neutralrot, kurz abspülen und lüften

6. TOLUIDIN BLAU

Reagenzien Toluidinblau 1% w/v in Methanol. 1 g Toluidinblau in 100 ml Methanol geben und 24 Stunden lang auf einer Walze oder mit einem Magnetfloh mischen. Die Färbung ist bei Raumtemperatur unbegrenzt haltbar. Dicht verschlossen aufbewahren.

Methode

- Legen Sie die luftgetrockneten Ausstriche auf ein Färbegestell und fluten Sie sie mit der Toluidinblaulösung.

- 5-10 Minuten inkubieren

- Kurz unter fließendem Leitungswasser abspülen, bis das Wasser klar ist, und an der Luft trocknen lassen.

II. IMMUNOZYTOCHEMIE

METHODEN FÜR DIE UNTERSUCHUNG VON IMMUNOLOGISCHEN MARKERN

Es gibt verschiedene Möglichkeiten, Zellmarker zu testen: Die Durchflusszytometrie ist die derzeit bekannteste Methode.

Durchflusszytometrie zur Untersuchung von Suspensionen lebensfähiger Zellen oder fixierter Zellen

Vorbereitung der Proben und Zellseparation Die Immunphänotypisierung kann an isolierten mononukleären Zellen, wie später im Kapitel beschrieben, oder an Vollblutproben unter Verwendung von Lyselösungen durchgeführt werden.

Die mononukleäre Zellfraktion enthält Lymphozyten, Monozyten, Blasten und andere mononukleäre Zellen (je nach Probe). Zu den Methoden zur Abtrennung mononukleärer Zellen gehört die Dichtegradientenzentrifugation mit Ficoll-Triosil, Hypaque oder Lymphoprep. Bei Bedarf können auch Thrombozyten ausgeschlossen werden, indem das Blut vor der Trennung defibriniert wird.

Lymphoprep-Trennmethode (Nycomed) 10 ml antikoaguliertes (z. B. heparinisiertes oder mit Ethylendiamintetraessigsäure [EDTA] antikoaguliertes) Blut mit einem gleichen Volumen phosphatgepufferter Kochsalzlösung (PBS), pH 7,3 oder Hanks'scher Lösung verdünnen. Geben Sie 10 ml des verdünnten Blutes tropfenweise zu 7,5 ml Lymphoprep und zentrifugieren Sie dann 30 Minuten lang bei 2000 U/min (ca. 500 g); dabei werden drei Schichten sichtbar: eine Schicht mononukleärer Zellen in der Mitte und Erythrozyten und Neutrophile am Boden. Nach Entfernen des Plasmas die mononukleare Zellschicht in ein anderes Röhrchen pipettieren und dreimal mit Hanks'scher Lösung oder Gewebekulturmedium waschen.

Lysemethode Blut- und Knochenmarksproben werden mit einer hypotonischen Erythrozyten-Lyselösung aus handelsüblichen NH_4 Cf Basen enthaltenden Reagenzien behandelt. Diese werden häufig von den Herstellern von McAb geliefert (z. B. FACS-Lysierlösung, BD Biosciences). Die Proben werden zum Zeitpunkt der Inkubation mit der McAb (siehe unten) ohne Verlust von Fraktionen mononukleärer Zellen behandelt. Die Dauer der Inkubation mit dem Lysereagenz ist wichtig, da eine längere Einwirkung die Vorwärts- und Seitenlichtstreuungsmuster (FSC/SSC) verändern kann, während eine zu kurze Einwirkung die roten Zellen intakt lässt, was zu überschüssigen Trümmern und ungenauen Ergebnissen führt.

Vor der Inkubation mit der Lyselösung sollte die Anzahl der weißen Blutkörperchen in der Blut- oder Knochenmarksprobe geschätzt und die Probe erforderlichenfalls auf eine maximale Konzentration weißer Blutkörperchen von 25-30 x 10^6 Zellen/ml verdünnt werden.

Durchflusszytometrische Methoden Immunphänotypisierung an Zellsuspensionen ist die Methode zum Nachweis von Membranantigenen in lebensfähigen Zellen und von zytoplasmatischen und nukleären Antigenen in zuvor fixierten und stabilisierten Zellen. Steht kein Durchflusszytometer zur Verfügung, kann die Ablesung auch durch Fluoreszenzmikroskopie erfolgen. Sowohl die Durchflusszytometrie als auch die Fluoreszenzmikroskopie ermöglichen den gleichzeitigen Nachweis von Membran- und Kern- oder Zytoplasma-Antigenen durch doppelte oder dreifache Immunfärbung.

Nachweis von Oberflächen-Immunglobulinen Die schweren und leichten Ig-Ketten an der Oberfläche können durch doppelte oder dreifache Immunfärbung nachgewiesen werden. Ziel ist es, die Klonalität einer B-Zell-Population nachzuweisen. Bei der zweifachen Färbung werden zweifarbig konjugierte polyklonale Anti-Kappa- und Anti-Lambda-Moleküle, die mit unterschiedlichen Fluorochromen markiert sind, in einem einzigen Röhrchen verwendet oder ein FITC-markierter B-Zell-Marker (z. B. CD19) und eine PE-markierte Anti-Leichtkette, entweder Anti-Kappa oder Anti-Lambda, kombiniert. Die dreifarbige Immunfärbung kombiniert ein FITC-konjugiertes Anti-Kappa, ein PE-konjugiertes Anti-Lambda und einen mit einer dritten Farbe markierten B-Zell-Marker (z. B. CD19) in einem einzigen Röhrchen.

Die Immunfärbung von Oberflächen-Ig unterscheidet sich von der Methode, die zum

Nachweis anderer Oberflächenantigene durch McAb verwendet wird. Der Grund dafür ist, dass lösliches Serum-Ig die Oberfläche von Zellen, vor allem von Monozyten, aber auch von Lymphozyten, bedeckt und den Nachweis von Ig stört, was zu irreführenden Ergebnissen führt, entweder falsch positiv oder falsch negativ. Um dieses Problem zu lösen, müssen die Zellen vor der Inkubation mit den Anti-Kappa- und Anti-Lambda-Reagenzien mit Hanks'scher Lösung oder PBS gewaschen werden.

Für den Nachweis von Oberflächen-Ig in Blut- und Knochenmarkzellen eignen sich zwei Methoden, je nachdem, ob als erster Schritt ein PBS-Wasch- oder ein Lysierverfahren verwendet wird.

Methode 1 (PBS-Waschung als erster Schritt, keine Lysierung)

Beschriften Sie die Röhrchen mit dem Namen des Patienten, der Art der Probe, der Labornummer und dem McAb.

Pipettieren Sie 100 µl der Probe (Blut oder Knochenmark) in ein Röhrchen.

2 ml PBS-Azid-BSA zugeben, bei 37 °C aufbewahren und 5 Minuten bei 2000 U/min zentrifugieren. Den Überstand mit einer Pipette vorsichtig verwerfen. Den Vorgang wiederholen und die Probe in 50 µl PBS-Azid-BSA resuspendieren.

Geben Sie die entsprechende McAb-Kombination hinzu, z. B. antikappa und anti-lambda oder CD19 und anti-kappa. Das Volumen des McAb beträgt in der Regel zwischen 5 und 20 µl gemäß den Anweisungen des Herstellers.

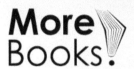
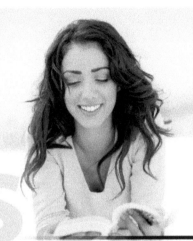

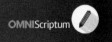